大展好書　好書大展
品嘗好書　冠群可期

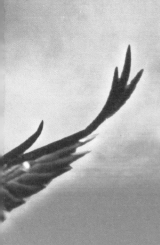

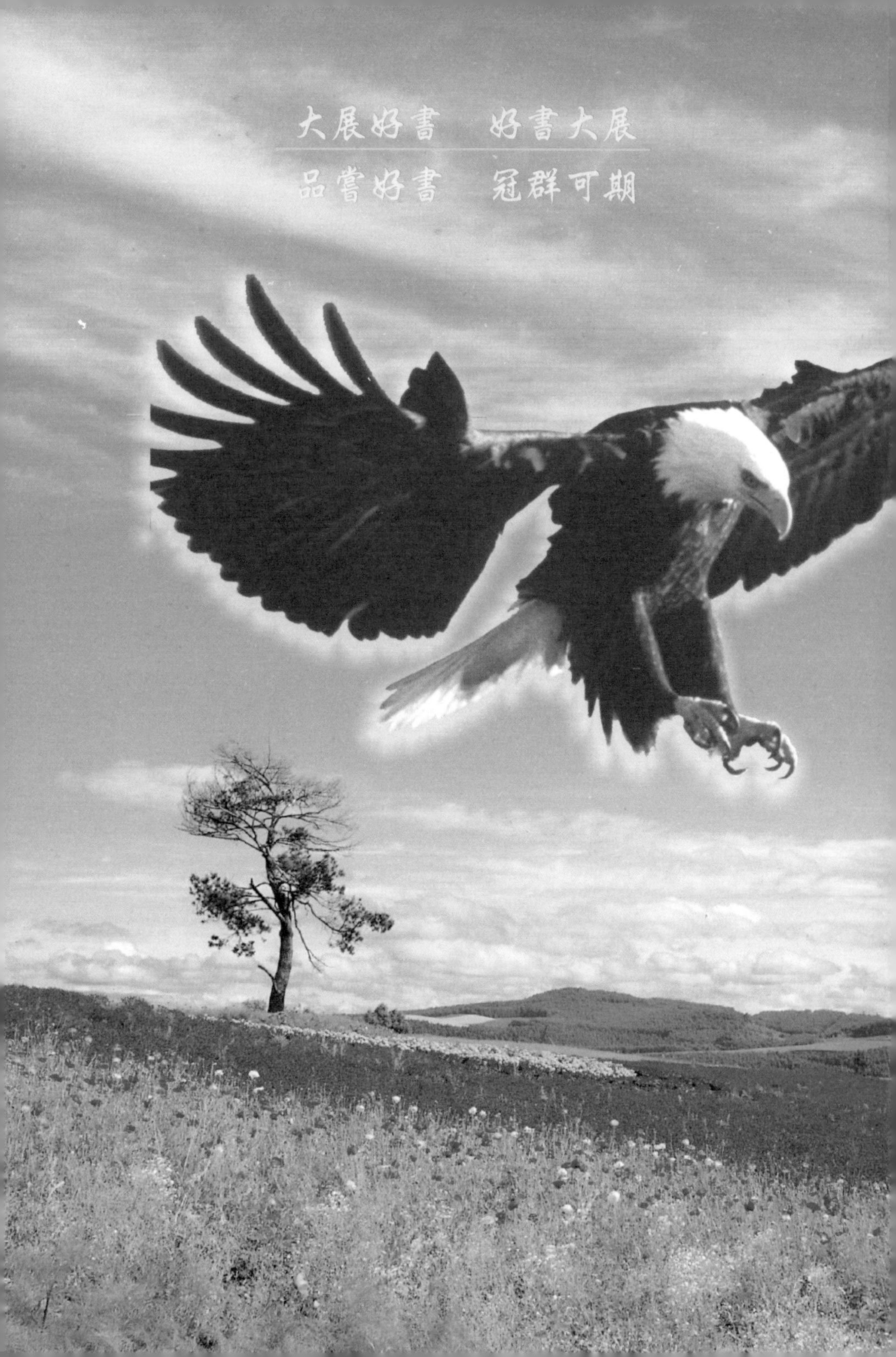
大展好書　好書大展
品嘗好書　冠群可期

元氣系列5

艾草健康法

張汝明◎編著

大展出版社有限公司

序言

艾是常見的植物，看起來似乎並不起眼，事實上，卻是最經濟的健康食品。這種綠色植物具有出乎意料的治療效果，是不可忽視的「綠色力量」。

艾屬弱鹼性食品，能促進酸性中和作用，幫助消化。

就其營養成分分析，一百公克的艾中，含蛋白質七・七公克，紅蘿蔔素三千六百ug，比紅蘿蔔多了將近一倍。

而艾所特有的主要成分——桉油酚，也具有驅蟲的藥效。就艾的有效營養價值而言，堪稱「萬能藥草」。

艾的使用方法千變萬化，凡吃、喝、擦、泡、睡、針灸等，皆可充分發揮效用。

本書卽介紹艾的飲用、食用、塗敷等不同療法，且有鑒於部分人對於艾獨特的澀味，避之惟恐不及的態度，因此對於使用前去除澀味的方法，特別加以說明。

希望讀者能多加應用艾這種經濟、簡單的健康植物，以常保身體健康。

目錄

2 依疾病、症狀而異的艾草用法和處方

3 艾草治百病實例集

4 美味又具有藥效的艾草食譜

5 在家庭栽培艾草

1

效果卓著的艾草六大用法

●鮮爲人知的艾草療法

艾葉的成份包括葉綠素、腺嘌呤、維他命A、維他命B_1、維他命B_2、維他命C、維他命D、紅蘿蔔素、膽碱、澱粉酶、鉀、鈣、磷、鐵、鈉、灰分、蛋白質、水分、醣質、脂質、纖維等；而其精油成份則有：桉油酚、苧酮、倍半萜烯等。

早在五十多年前，已有學者發表「艾葉之營養價値」的論文，文中指出艾葉的主成份爲桉油酚、苧酮等。不久，另一學者證實「艾油中確實含有桉油酚、倍半萜烯醇。而艾葉中含維他命A、B_1、B_2、C、D。」其後又有學者、教授研究艾葉中的酵素，指出艾葉的酵素含澱粉酶等十三種成份，也具有分解不要的物質，使廢物排泄出體外的作用。

感冒、頭痛時，可將艾葉煎汁飲用；神經痛、冷虛症時，可浸泡艾葉澡。

此外，艾葉亦可用以驅蟲、利尿、強壯、解熱等。

不僅乾燥葉用途廣泛，生葉也可用作青汁療法，治療刀傷、跌打損傷、過敏、肝炎等。

自古以來，艾草一直被廣泛使用，可說是最具代表性的民間藥。

但是，從另一個角度來看，藥草不全然是有益無害。就像當作瀉劑使用頗受歡迎的蘆薈，對女性會造成副作用；治療氣喘有效的杜衡，服用過多，可能降低腎臟、肝臟的機能。

藥草使用不當，往往變成致命的毒藥。

因此，我們不贊同在欠缺藥草基本知識的情況下，貿然使用，應對有毒、有害的藥草種類深入了解後，再正確地加以利用。

艾的種類多達三十種以上，千萬不可爲了提高效果，就大量食用，以免侵害整個神經系統，引起幻覺，苦艾就是一個例子。苦艾的葉片有裂口，苦味極強，原產地在歐洲，爲二年生草本植物，法國各地的路邊到處可見，我國則少自生，只在林業試驗場栽培。

十一世紀的阿拉伯醫學家伊本仙納（Avicenna）指出，苦艾有促進食慾作用。十四世紀的義大利醫生發現，苦艾可治暈船。而法國的摩里斯·梅塞凱教授則認爲，食用少量苦艾，有增進食慾的效果。

此外，古代的埃及、希臘、奇爾特等國的人民，已知苦艾的藥效，數千年來即用作治療風濕、鼠疫、霍亂、黃疸、扁桃腺炎、中風、壞血病、耳下腺炎、中耳炎和有關牙齒的疾病。且特別對治蛔蟲有效，也可作爲全身強壯劑。

雖然苦艾具有上述多種藥效，可是，在使用分量上必須特別注意。

如果使用過量，將會引起頭痛、暈眩、結膜炎等，尤其懷孕或授乳期的婦女、胃或腸出血的人，嚴禁使用。

總之，從太古時代到今天，我們祖先採集艾草，試用於各種病症，而治癒許多疑難雜症，這點是不容否認的。希望本書能協助爲病痛所苦的人，早日重拾健康，並增進全家人的健康。

在此說明艾的六種療法及其作法、使用方法。

先介紹飲用艾葉汁的注意事項（分量沒有特別註明，表示乾燥葉的使用量）。

一般而言，一次煎一天分的量，當天喝完。除夏天外，其他季節可飲用前一天煎的艾葉汁，不過，最好還是當天煎汁當天飲用。

夏天要放置在涼爽的地方或冰箱的冷藏庫，飲用太冰的煎汁也不好，先熱一下再喝爲宜。以煎汁爲例，外用時，材料加水煎即可；內服時，把材料放入開水中，

〈艾的成份表〉

熱量	29Kcal
水份	87.7g
蛋白質	7.7g
脂質	0.1g
醣質	0.5g
纖維	2.2g
灰份	1.8g
鈣	140mg
磷	70mg
鐵	4.3mg
鈉	8mg

鉀	670mg
紅蘿蔔素	3600μg
B1	0.12mg
B2	0.23mg
C	22mg

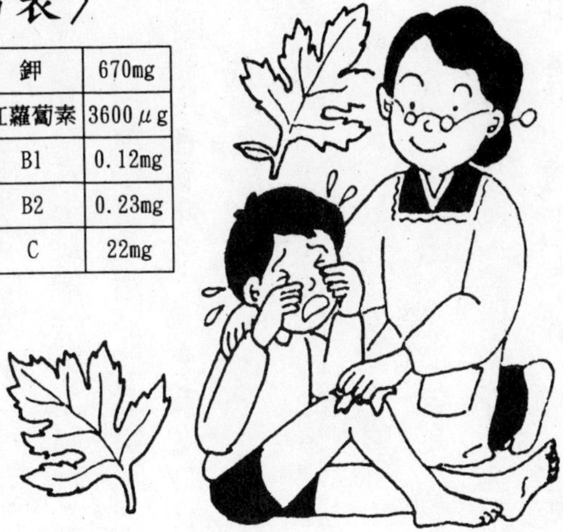

以火慢慢煮熬。這是因爲把酸性的水煮沸後，變成弱酸性，在體內吸收，艾的藥效更能提高。

同時，應選用琺瑯或陶製的容器，煎汁時先將材料洗淨，瀝乾水分，再加蓋煮熬。如果不加蓋，艾葉所含的有效成分，會隨著水蒸氣蒸發。

感覺噁心時，將少量的冷艾葉煎汁慢慢飲用；流鼻血或吐血時，也要飲用冷的煎汁。除此之外，其他症狀最好飲用熱的煎汁，尤其是感冒、下痢，必須熱飲。

至於煎成艾葉茶剩下的渣，可作爲花木、盆栽的肥料，有促進成長和除蟲的效用。

〈飲用〉效果驚人的「艾葉茶」

艾有六大療法，分別是：①飲用療法。②食用療法。③精煉物療法。④溫壓療法。⑤藥浴療法。⑥藥草力線療法。其中，飲用、食用療法是內服；精煉物、溫壓、藥浴和藥草力線療法，則屬於外用範圍。

飲用療法是飲用液體或粉末、錠劑泡水的療法總稱。艾的藥效極廣，尤其飲用方面，具有下列功效：①淨化血液。②將身體調整為弱鹼性，改善體質。③分解藥毒，把毒素排出體外。此外，依症狀不同，可飲用乾燥艾葉煎成的艾葉茶，以艾葉切碎作成冲泡液、把飴狀的精煉物煮熬成顆粒、艾葉燒黑磨成粉末、加果汁調成的艾葉汁、艾強壯液或艾葉糖漿等，均飲用方便。

艾葉茶的作法，是把乾淨、乾燥後的艾葉10～15公克，放入1公升的開水中，用小火煎10分鐘（煎用劑）。煎用劑又可以分為艾葉茶等內服，以及溫敷、冷敷等外用的使用法。因症狀不同，有時用原汁，有時則用稀釋汁液。通常艾葉茶是一天分三次，飯前飲用，也可作爲茶水飲用，但是，不可以把兩天份一次就喝完，或一天份的量分兩、三天喝，這樣效果都會大打折扣。

艾葉粉（燒黑磨粉）和艾葉精丸的應用範圍，比艾葉茶更廣泛。不僅可熱飲，也可以作爲強壯劑或者加梅肉、酵母乳飲用。必須注意的是，因爲有效成分已經濃縮，所以必須遵守使用分量。

由艾葉精丸作成的強壯液、嫩艾葉汁、混合葡萄酒作成的艾葉糖漿，可作爲強壯劑、利尿劑、驅蟲劑、消化劑等。

加入蘋果汁或紅蘿蔔汁，調成飲料，作法簡單、美味可口，不妨多加利用。

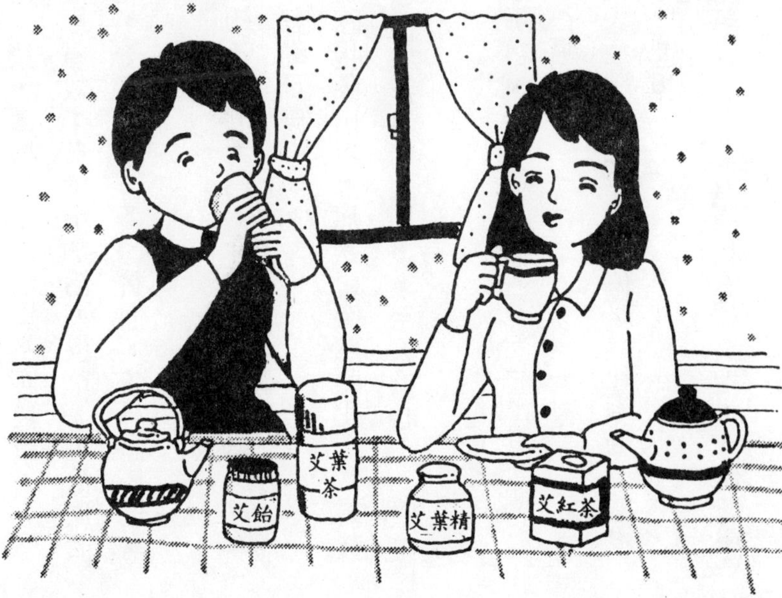

除以上介紹的用法之外，艾可配合其他生藥，改變分量，治療範圍更廣。例如：艾葉精加枇杷葉精，對癌症的治療有效；艾葉精加治痢根草，可治療潰瘍。同時艾對於防治胃潰瘍、肝病、冷虛症、子宮出血、痔、貧血、流鼻血等也有效，可說家庭常備良藥。

包括飲用療法在內，剛開始進行艾療法的三～七天內，身體會出現某種獨特的現象，這種獨特的反應，中醫稱爲「瞑眩（好轉反應）」。

雖然每個人的體質不同，可是，通常瞑眩現象出現，症狀會突然惡化，或有其他反應。例如：排黑便、頭痛、肩酸痛或者全身倦怠等，所以，令人擔心：「這是不是副作用？」

孔子在『書經』中曾指出，「不瞑眩其病不瘉」。『醫事或問』一書也記載：「藥對病症生效，瞑眩則現；怕瞑眩，則病不瘉。」

由此可見，瞑眩並不是副作用，更不代表症狀惡化，而是復原過程中的一種現象。一旦瞑眩消失，疾病痊癒，身體立刻恢復健康。

總之，採用艾療法時，不管輕症或重症患者，都會有瞑眩，相反地，身體健康的人，就不會出現暝眩。

艾葉粉（燒黑）

艾葉粉是將艾葉燒黑作成的，作法如下：

先準備陶鍋或平底鍋，放入適量的陰乾艾葉（約爲容器一半的分量）。接著，把陶鍋或平底鍋放在石綿網上，加蓋，以小火加熱約一小時。

熄火後，不要掀起鍋蓋，等到完全冷卻後，再取出艾葉，用磨缽磨成粉末。

艾葉粉可加入艾葉茶、紅蘿蔔汁或蘋果汁中飲用，能發揮強身、驅蟲效果。一天三次，於飯前一小時飲用。

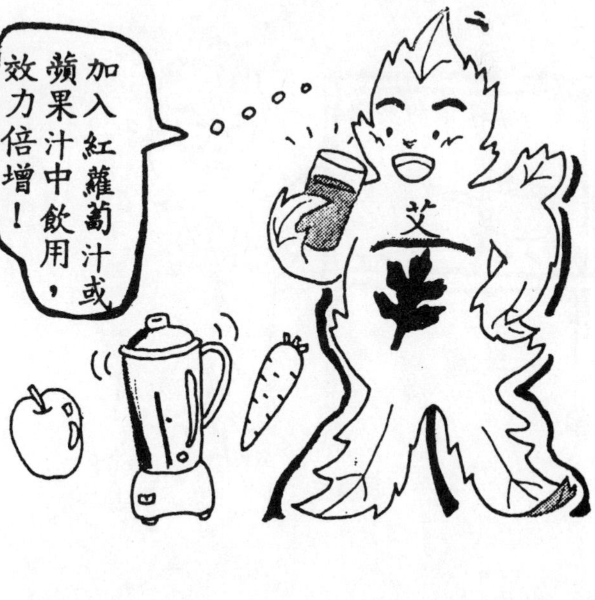

艾葉精丸

製作艾葉精丸，需要相當長的時間，比較麻煩。不過，對於各種病症的治療很有效，請讀者嚐試做做看。

將艾葉放入鍋中（約為鍋子的一半量），加上八分滿的水，約煮半小時，當水濃縮到三分之一量，熄火。待冷卻後，加入濃度三十五度的酒精，再煮到濃縮為三分之一量，放置兩天。然後用紗布過濾，長時間以小火煮熬，成為飴狀精煉物，繼續加熱，等水分完全蒸發就成褐色顆粒。為避免濕氣，最好保存於空罐中。

和艾葉粉一樣，一天服用三次。

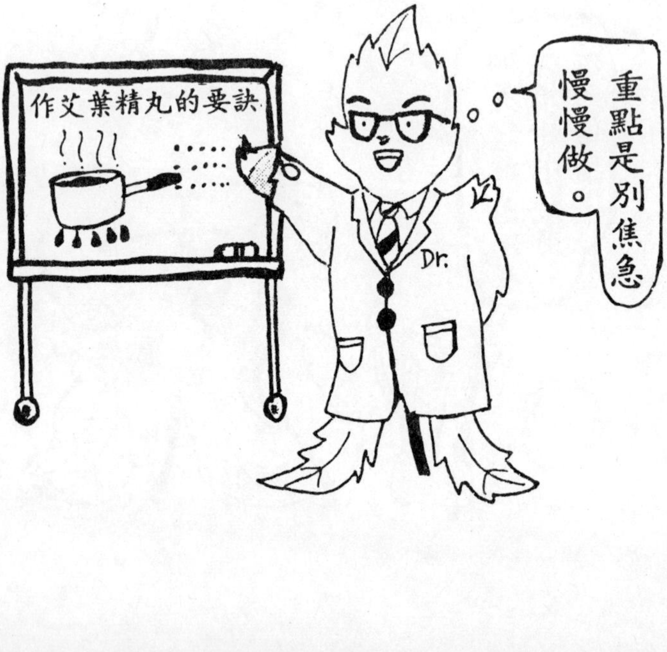

艾葉汁

作艾葉汁必須選用新鮮的嫩艾葉，儘可能在製作前才採集，而且採集後馬上就作。

將新鮮的嫩艾葉洗淨，用果汁機打成汁液，再加以過濾。

亦可用磨缽磨碎，包在布巾中擰汁。飲用時，可加入蜂蜜或果汁，或作成健康食品（參考第四章）。

飲用艾葉汁，有促進食慾、滋養強壯的效果，不妨多利用。

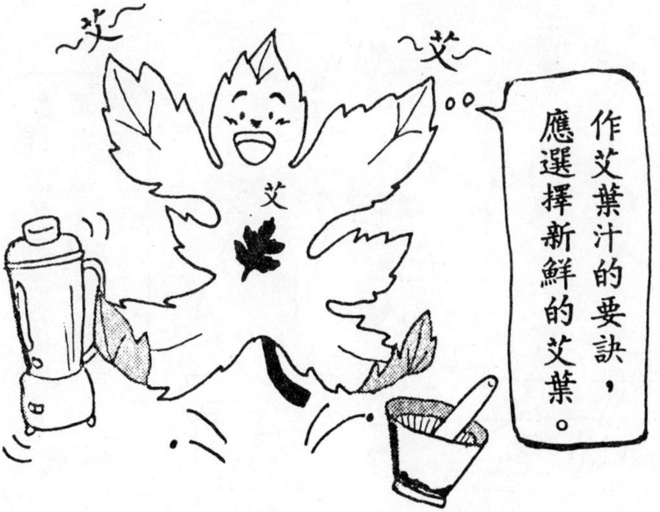

艾浸劑

艾浸劑是把艾葉切碎，冲泡熱水，再加以攪拌，使藥用成分滲出。

將一把碎艾葉，放入一公升熱水中，以小火加熱2～3分鐘，等藥用成分完全滲出，再加黑砂糖或蜂蜜調味，較容易飲用。一天的飲用量以不超過2杯爲原則，連續飲用五天至一星期。

下痢或感冒時，趁溫熱飲用。流鼻血或咯血時，放涼後飲用，效果更佳。

注意，不要使用金屬或塑膠製容器，以珐瑯或陶器製成的容器較理想。

因爲艾的成分會對金屬或塑膠起微妙

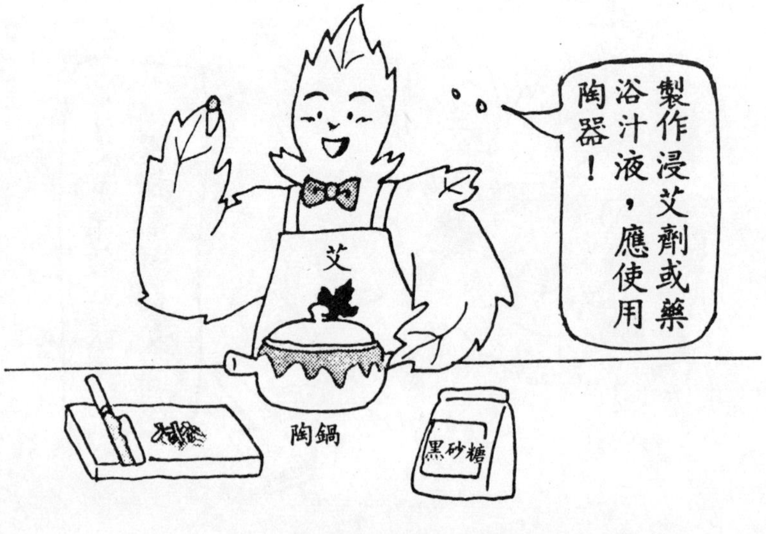
製作浸艾劑或藥浴汁液，應使用陶器！
艾
陶鍋
黑砂糖

的反應而喪失效用，所以，應避免使用。

艾強壯液

前文提過，製作艾葉精丸的過程中，會出現飴狀的精煉物。

將這種精煉物加些蜂蜜和檸檬汁，就成爲艾強壯液。

艾強壯液除可作滋養強壯劑、利尿劑和治療喉嚨痛之外，對於改善身體不適症狀也有效。

一天飲用50～100c.c.爲宜，飲用太多，會有反效果，必須注意。

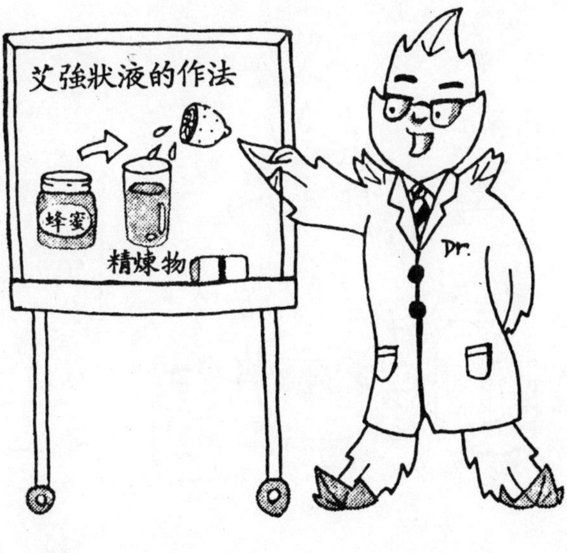

艾葉糖漿

將艾莖上的花曬乾，再取兩把作爲材料，加上曬乾的紅玫瑰花瓣二分之一把，和四〇〇公克蜂蜜，一起放入一公升的白葡萄酒中。用小火慢慢熬一晝夜，然後在常溫狀況下，放置一個星期，再以紗布過濾後就完成。

注意，不可煮沸或者用大火加熱。

每天飯前飲用50 c.c.。由於味道甘甜，適合作爲孩子的消化劑或驅蟲劑。

也可塗在餅乾上，作成夾心餅乾，更受小朋友歡迎。

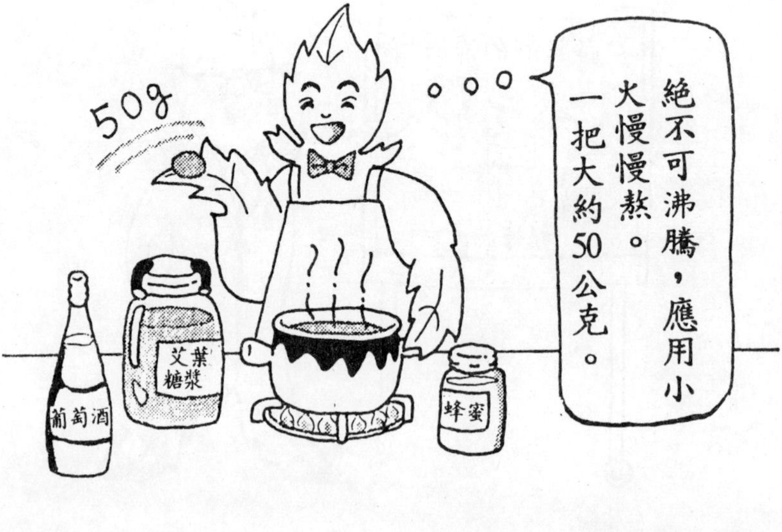
絶不可沸騰，應用小火慢慢熬。一把大約50公克。
50g
艾葉糖漿
葡萄酒
蜂蜜

〈食用〉含三大營養素「維他命、礦物質、纖維」

吸收大量太陽能的艾葉，含有人類所需的酵素和礦物質，並且可補給維他命A、B_1、B_2、C等各種維他命和食物纖維。

艾所含的葉綠素，又叫「綠色血液」，有淨化血液的作用。

此外，驅蟲作用，對腐敗菌或化膿菌具有殺菌、防臭作用等，也頗受注目。

在日常生活中，加工食品充斥。這些加工食品多半含有食品添加物，同時採用各種加工技術，使得營養素遭到破壞。因此，要保持均衡的營養，艾的食用療法是不可或缺的。

在一般人的印象中，艾的澀味重，不容易調理。有鑒於此，本書第四章特別介紹簡易又美味的食用療法，希望使艾像菠菜或茼蒿一樣被各位接受，而積極食用。

〈塗敷〉治蚊蟲咬傷、神經痛有效的「艾草精」

艾草精療法包括：外敷、塗擦、洗淨、吸入等療法。

溫敷和冷敷可治神經痛、關節炎、跌打損傷、蚊蟲咬傷、皮膚炎、腰痛、肩酸痛、肝臟障礙等。不過，值得注意的是，患部發冷時，宜採溫敷；患部發熱時，宜採冷敷。亦即一方面使患部溫暖，再慢慢提高效果，另一方面則是逐漸冷卻，以發揮藥效。將這兩大優點作最大限度的活用，可說是外敷療法的一大特色。

在患部塗上艾草精或艾液塗劑的塗擦療法，在短時間即能輕易做到，工作忙碌的人不妨多加利用。

在洗淨療法方面，艾草精作成的漱口水，對於感冒、氣喘、扁桃腺炎、咽頭炎等的預防，有很好的效果。

喉嚨發炎採用吸入療法有效。在一間密閉的房間裏，放一口大鍋，鍋裏放艾草精，不加蓋，一直到煮沸，艾草精的蒸氣，充滿整個房間。這時，張大嘴巴，發出

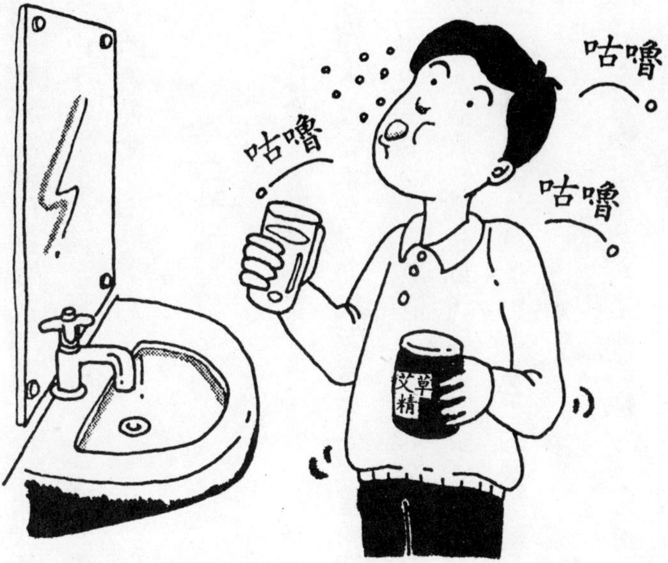

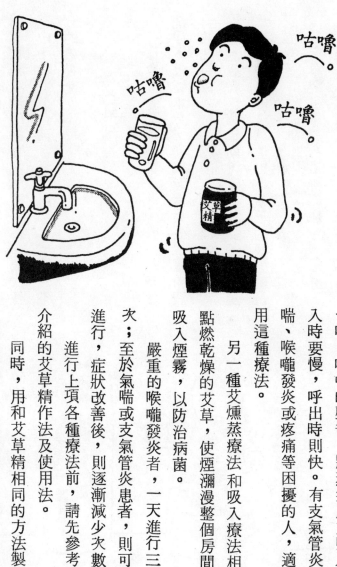

「呼，呼」的聲音，將蒸氣用力吸入。吸入時要慢，呼出時則快。有支氣管炎、氣喘、喉嚨發炎或疼痛等困擾的人，適合採用這種療法。

另一種艾燻蒸療法和吸入療法相似。點燃乾燥的艾草，使煙瀰漫整個房間，再吸入煙霧，以防治病菌。

嚴重的喉嚨發炎者，一天進行三～五次；至於氣喘或支氣管炎患者，則可隨時進行，症狀改善後，則逐漸減少次數。

進行上項各種療法前，請先參考以下介紹的艾草精作法及使用法。

同時，用和艾草精相同的方法製作枇杷葉精，再以艾草精四枇杷葉精六的比例混合，頗具藥效。尤其癌症患者可將艾草精和枇杷葉精的混合液加熱，用蒟蒻代替毛巾，沾些混合液，溫敷患部，有意想不到的效果。

艾草精

採取艾的全草（葉、莖、根），充分洗淨，瀝乾水分，切成適當大小，塞滿廣口瓶。再倒入藥用乙醇，到可淹蓋材料的程度。放置一個星期，等艾枯萎，液體變色，再把艾的全草取出，剩下的液體就是艾草精。

艾草精可用於治療神經痛、關節炎、跌打損傷、蚊蟲咬傷、皮膚炎等。不過，

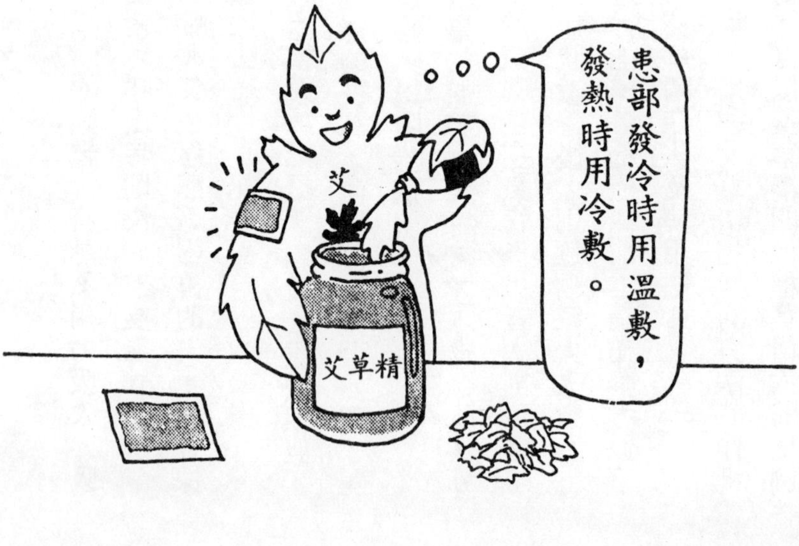

患部發冷時，宜用熱敷；患部發熱時，則採冷敷。將適當大小的脫脂棉沾艾草精，按住患部，再覆蓋油紙或塑膠紙，上面用毛巾加以固定。如果脫脂棉乾了，再沾些艾草精，反覆塗敷。

艾草薑精

薑100公克，帶皮磨泥包在布裏擰汁，和適量的艾全草放入廣口瓶中，加上可淹蓋材料的藥用乙醇。經過一星期，取出艾全草，剩餘的液體，就是艾草薑精，作爲溫敷，是治療內臟疾病的良藥。

如果沒有藥用乙醇，可在廣口瓶中放一公升的水，100公克的薑榨汁和艾全草，

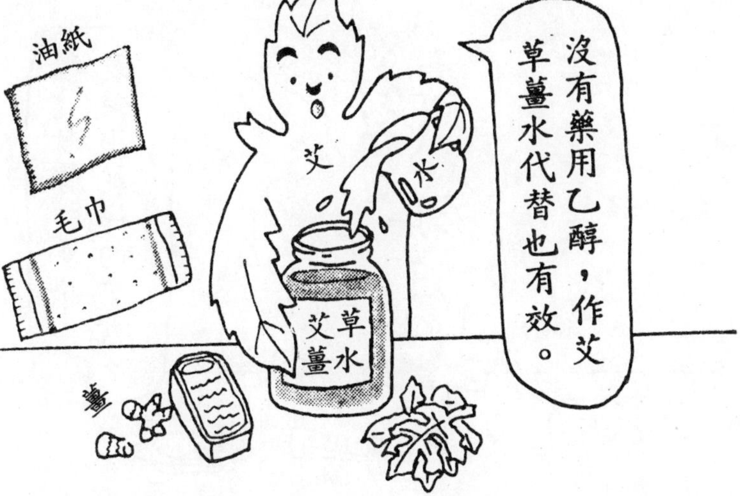
沒有藥用乙醇，作艾草薑水代替也有效。
油紙
毛巾
艾
水
艾草薑水
薑

浸泡數日即可。使用時，溫熱塗敷患部，再用油紙或毛巾覆蓋，可維持長久時間。

艾草薑精也可作爲腹痛、胃痛、膽結石疼痛、預防兒童肺炎等的應急處置。

艾葉膏

艾葉二五〇公克、豬油二五〇公克，混合後放置六、七個小時。

然後，用小火煮約半天，包在布巾中揉一揉，作成軟膏。

一天三次塗抹患部，對香港腳、頑癬、白癬、蚊蟲咬傷、皮膚病有效。

如果是使用未經乾燥的根、莖、葉部分，必須洗淨、瀝乾水分。若沒有豬油，

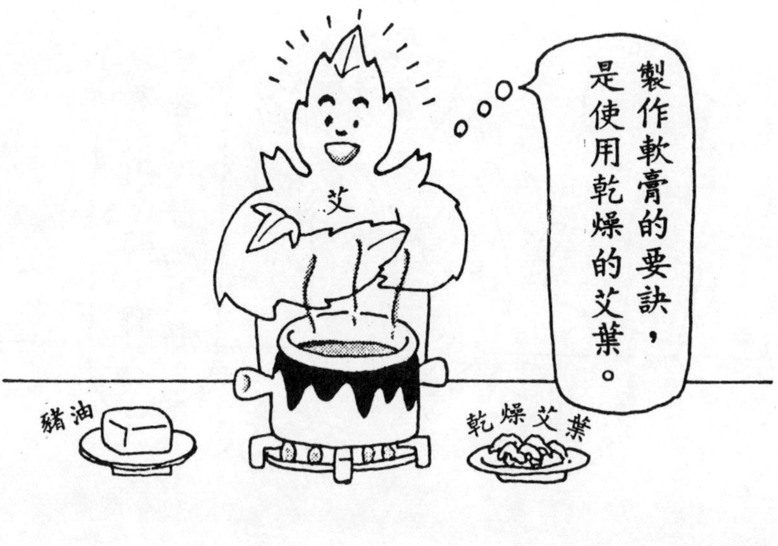
製作軟膏的要訣，
是使用乾燥的艾葉。
艾
豬油
乾燥艾葉

就不要製作軟膏，直接把艾葉磨碎，貼在患部，效果也不差。

艾葉酊劑

簡單地說，艾葉酊劑是用乙醇稀釋艾葉精而成的液體。

艾葉一把，磨成粉狀，放入二五〇c.c.濃度九十的酒精中，約兩個星期後，液體變爲淡綠色，用紗布過濾卽可。

神經痛或風濕疼痛劇烈時，可直接將酊劑塗抹於患部，能促進血液循環。通常這種酊劑在症狀較嚴重時使用。

如果沒有濃度九十的酒精，用酒精度數高的高粱酒或米酒代替也可以。酒精的

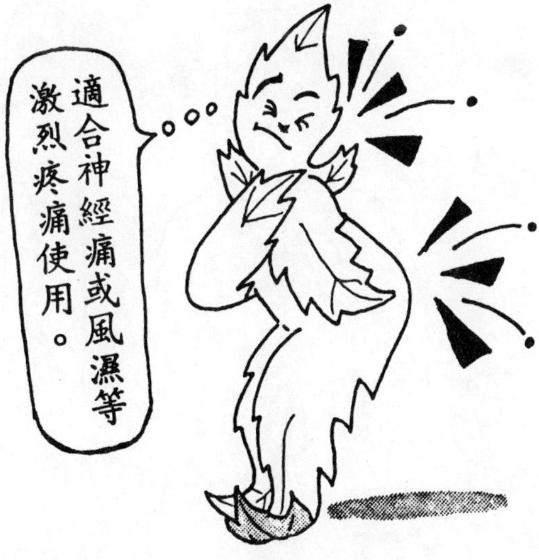

成分和艾的成分融合，有緩和患部疼痛的作用。

艾葉漱口水

把艾葉茶煮濃一點，或作成濃縮液，加少許粗鹽，就成爲艾葉藥水。爲提高效果，最好溫熱使用。

常用艾葉藥水漱口，可以預防感冒，同時減輕喉嚨痛、氣喘、扁桃腺炎、咽頭炎等症狀。

若是激烈疼痛，應增加粗鹽的分量，等到症狀減輕，就減少粗鹽的分量。除了外出後返家使用，平常起床後、臨睡前，用艾葉漱口水，可使喉嚨舒爽，對疾病的

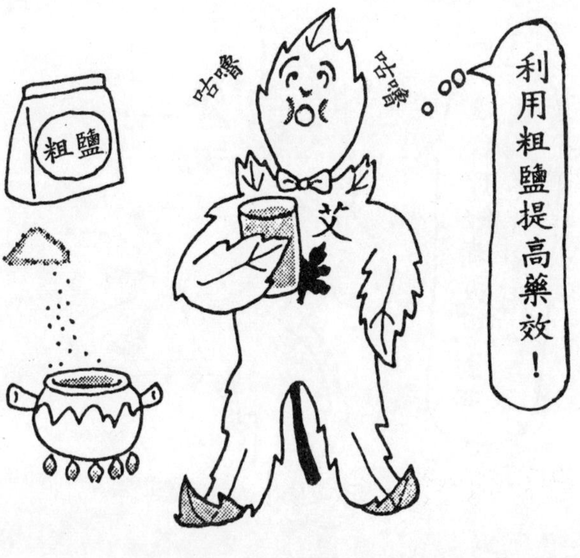

預防也有效。

艾葉敷劑

將艾葉作成的煎用劑、浸劑、酊劑等的濃縮液加熱後，塗在脫脂棉或棉布上，再貼於患部，就成為敷劑。

這種敷劑不僅能治療神經痛、關節炎等，也是防治蚊蟲咬傷、青春痘、皮膚炎的特效藥。

敷劑的使用時間，以5～10分鐘最理想。不過，有些症狀必須反覆更換敷劑才有效。

此外，應依照患部的狀況，分別使用溫敷劑和冷敷劑。例如：喉嚨痛、神經痛

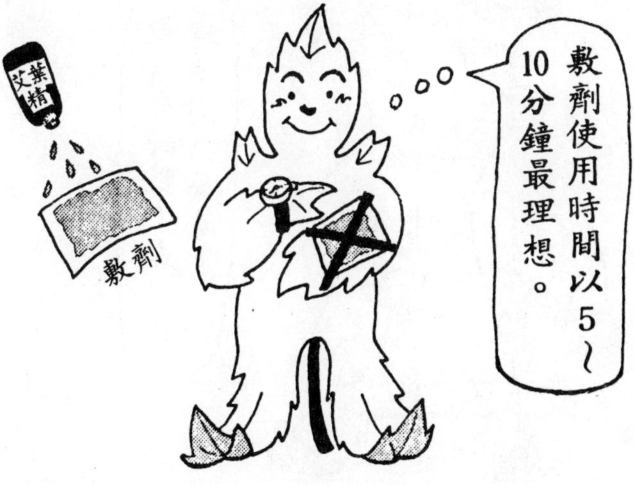
艾葉精
敷劑
敷劑使用時間以5～10分鐘最理想。

、咳嗽，可用溫敷劑，至於皮膚外傷或跌打損傷，則是患部發熱用冷敷，發冷用熱敷。

艾葉繃帶用藥

前面介紹的艾葉敷劑，必須使用濃縮液，可是，繃帶用藥卻不一定要使用濃縮液。

受傷或發炎時，每隔二、三小時，換一次藥。其後依症狀，斟酌換藥。如果間隔半天以上不更換，那麼藥效就會大打折扣。

繃帶用藥的優點是，適合睡眠或外出等無法頻繁換藥時使用。還有，家事操勞

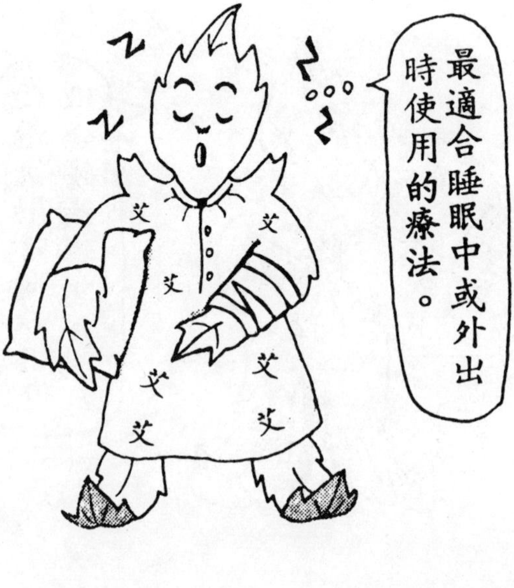

的主婦或好動的孩子，利用這種綁帶用藥非常方便。

艾葉貼劑

艾草貼劑療法，是依症狀不同，將磨碎的艾草溫熱或冷卻，貼於患部的一種療法。

不僅可以緩和發炎症狀，對潰瘍、燙傷、濕疹、跌打損傷、皮膚炎等的治療也有效。

將適量的艾草根搗碎，作成藥劑，以攝氏40～45度爲適當溫度。溫度太高，藥效會減半。可利用吹風機或熨斗，使貼劑保持適溫。

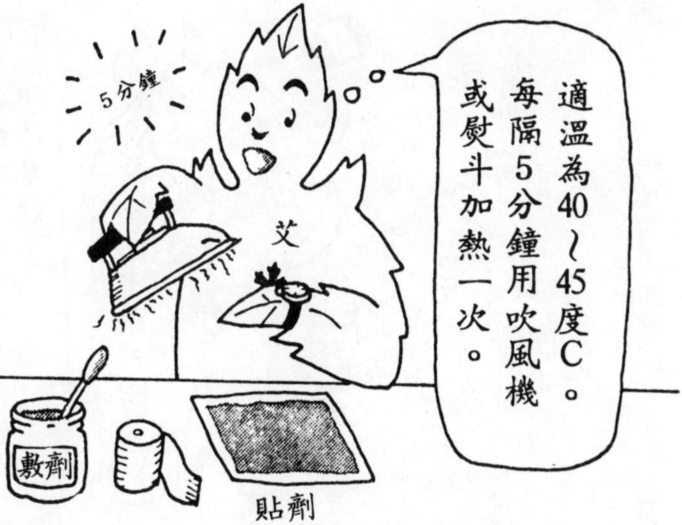
適溫為40～45度C。每隔5分鐘用吹風機或熨斗加熱一次。
5分鐘
艾
敷劑
貼劑

由於貼在皮膚上超過五分鐘，即會喪失藥效，所以必須經常加熱。

艾液塗劑

這是治療皮膚病或頭皮病的外用藥。

這種液體塗劑，是直接塗抹於患部，或在患部進行長時間的按摩，其藥效和按摩的效力混合，而產生相乘效果。

如果想由體內和體外雙管齊下，迅速達到效果，不妨同時服用艾葉茶。

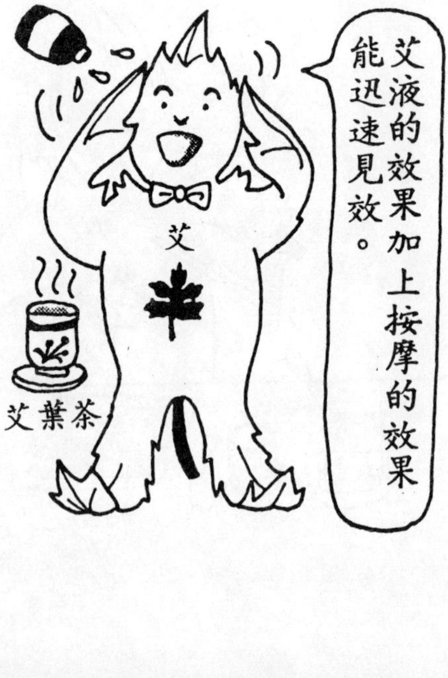
艾液的效果加上按摩的效果能迅速見效。
艾
艾葉茶

〈灸治〉對痼疾有效的「艾葉溫壓」

艾葉溫壓療法，是併用灸和指壓的療法。

先準備棒狀的艾絨、枇杷生葉、白布和宣紙。把枇杷葉的表面貼在患部，上面放摺成枇杷葉大小的白布和宣紙，再將點火的艾絨，由上向下壓。每隔3秒鐘，就移開艾絨，反覆做幾次。通常每天早、晚各進行兩次，不過，仍須配合症狀，增加或減少灸治的次數。

因為隔著布和紙實行溫壓，不必擔心像一般灸治會燙傷皮膚。而且透過艾灸和枇杷葉的指壓所產生的效果，可迅速治療各種疑難雜症和慢性病。

艾絨的原料蔞蒿，含有高揮發性的成分，易被身體的各種組織和血液吸收，提高細胞的活性，對疾病的治療有效。而枇杷葉含有苦杏仁素，加熱後，會浸透於體內，促進細胞的活性化和血液的淨化作用，加速自然治癒力，恢復身體健康。

自古以來，灸治多使用艾葉，有關艾葉的藥效，已得到肯定，由以下的一篇研究結果可看出：

「艾所含的成分之一精油，具有浸透作用，可使白血球增大，血液傾向鹼性；加上熱的刺激，能促進血液循環，協助身體各機能的活動正常化，同時消除疲勞。」

藥草的種類不計其數，古人選中艾草作為灸治原料，表示已確認艾草的藥效。事實上，經過幾千年的試驗，艾草的效用已不容懷疑。

接著，請各位參考人體穴道圖，進行艾絨溫壓療法。

上身正面的穴道

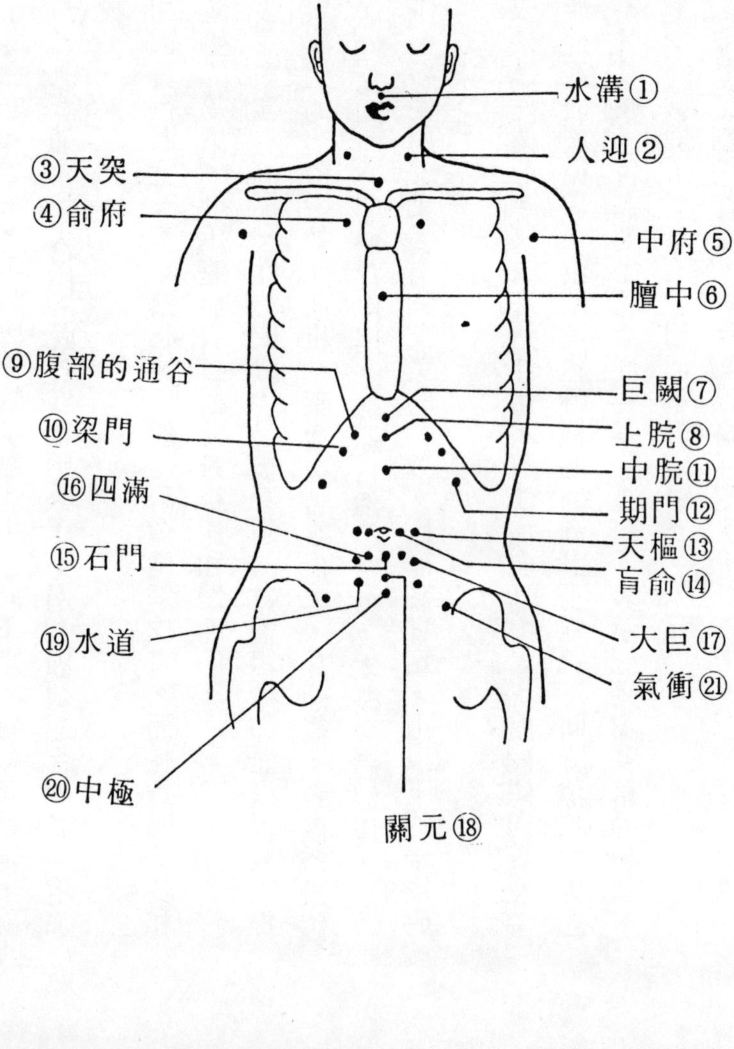
水溝①
人迎②
③天突
④俞府
中府⑤
膻中⑥
⑨腹部的通谷
巨闕⑦
⑩梁門
上脘⑧
中脘⑪
⑯四滿
期門⑫
天樞⑬
⑮石門
肓俞⑭
⑲水道
大巨⑰
氣衝㉑
⑳中極
關元⑱

上身正面的穴道及其效果

①水溝　治糖尿病
②人迎　治高血壓、氣喘
③天突　治高血壓
④俞府　治狹心症
⑤中府　治氣喘、感冒
⑥膻中　治高血壓、感冒
⑦巨闕　治高血壓、低血壓、動脈硬化、狹心症、心臟神經官能病、胃痙攣、氣喘、便秘
⑧上脘　治動脈硬化、胃潰瘍
⑨腹部的通谷　治胃炎
⑩梁門　治胃炎、糖尿病

⑪中脘　治高血壓、低血壓、動脈硬化、狹心症、心臟神經官能病、胃潰瘍、胃炎、胃痙攣、糖尿病、氣喘、感冒、下痢、便秘、陽萎

⑫期門　治高血壓、胃炎、氣喘、膽石症

⑬天樞　治高血壓、低血壓、動脈硬化、膽石症、氣喘、感冒、下痢、便秘、陽萎

⑭肓俞　治低血壓、胃潰瘍、胃炎、膽石症、氣喘、便秘

⑮石門　治便秘

⑯四滿　治胃潰瘍、胃炎、下痢、便秘

⑰大巨　治高血壓、低血壓、胃炎、下痢、便秘

⑱關元　治高血壓、低血壓、動脈硬化、胃潰瘍、胃炎、陽萎

⑲水道　治便秘、陽萎

⑳中極　治陽萎

㉑氣衝　治便秘、陽萎

背部中央的穴道

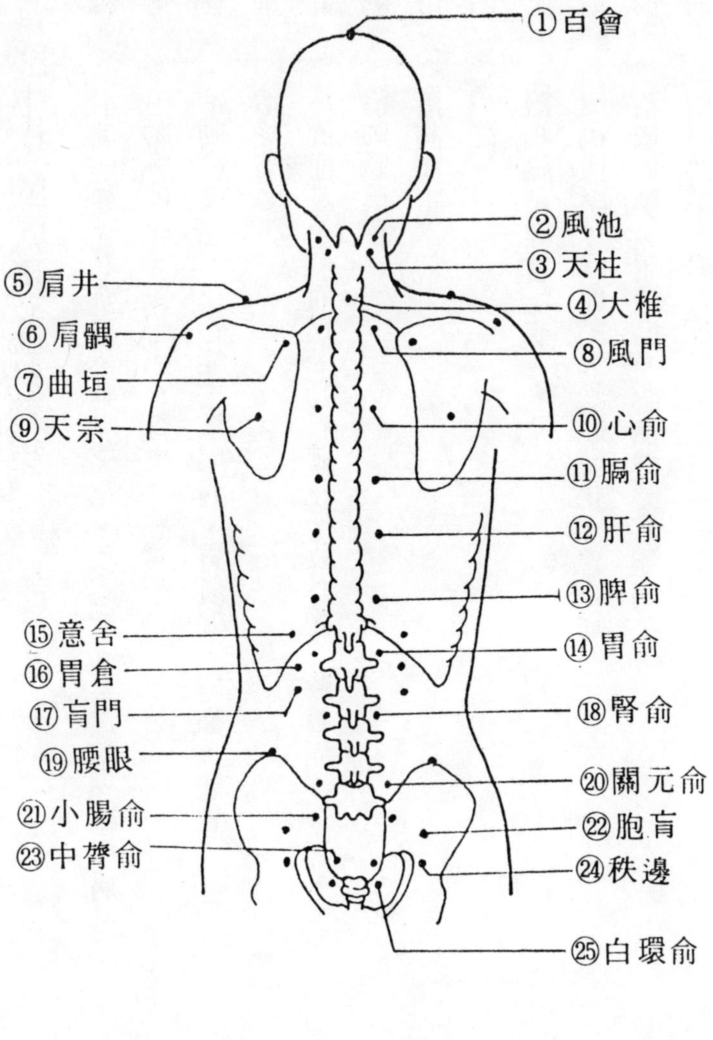
①百會
②風池
③天柱
④大椎
⑤肩井
⑥肩髃
⑦曲垣
⑧風門
⑨天宗
⑩心俞
⑪膈俞
⑫肝俞
⑬脾俞
⑭胃俞
⑮意舍
⑯胃倉
⑰肓門
⑱腎俞
⑲腰眼
⑳關元俞
㉑小腸俞
㉒胞肓
㉓中膂俞
㉔秩邊
㉕白環俞

背部中央的穴道及其效果

①百會　治高血壓、低血壓、動脈硬化、狹心症、胃痙攣、糖尿病
②風地　治動脈硬化、狹心症、胃炎、感冒
③天柱　治動脈硬化、狹心症、糖尿病、胃潰瘍、胃炎、感冒
④大椎　治感冒
⑤肩井　治高血壓、低血壓、動脈硬化、狹心症、膽石症
⑥肩髃　治動脈硬化
⑦曲垣　治高血壓
⑧風門　治感冒
⑨天宗　治心臟神經官能病
⑩心俞　治高血壓、低血壓、動脈硬化、狹心症
⑪膈俞　治低血壓、胃潰瘍、心臟神經官能病
⑫肝俞　治高血壓、膽石症

⑬脾俞　治高血壓、動脈硬化、胃潰瘍、胃炎、感冒
⑭胃俞　治低血壓、動脈硬化、糖尿病、胃痙攣、膽石症、下痢
⑮意舍　治感冒
⑯胃倉　治胃痙攣
⑰肓門　治胃潰瘍、胃炎、胃痙攣
⑱腎俞　治低血壓、動脈硬化、糖尿病、心臟神經官能病、胃潰瘍、胃炎、下痢、便秘
⑲腰眼　治胃痙攣、陽萎
⑳關元俞　治陽萎
㉑小陽俞　治低血壓、便秘
㉒胞肓　治心臟神經官能病
㉓中膂俞　治高血壓、陽萎
㉔秩邊　治高血壓
㉕白環俞　治陽萎

手部的穴道

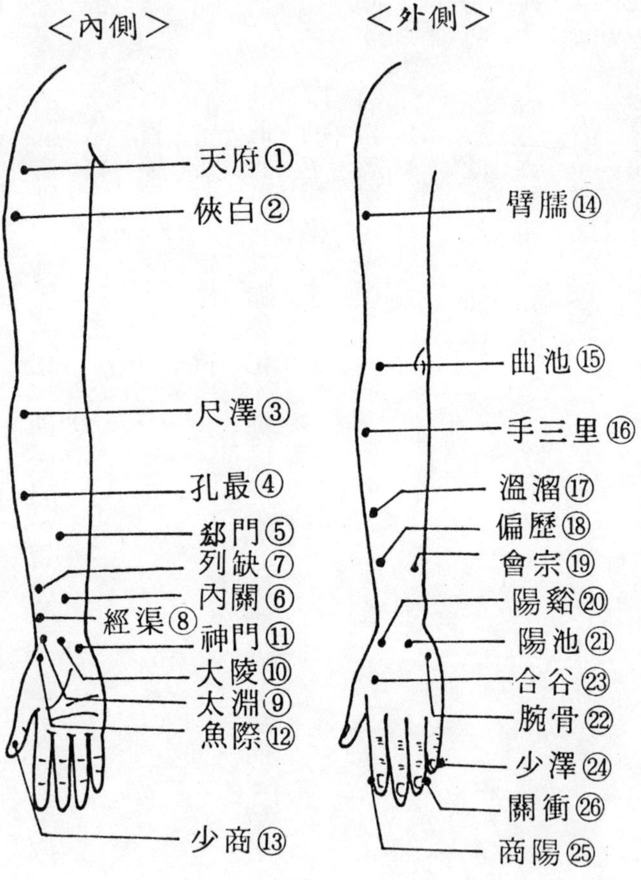

<內側>
天府①
俠白②
尺澤③
孔最④
郄門⑤
列缺⑦
內關⑥
經渠⑧
神門⑪
大陵⑩
太淵⑨
魚際⑫
少商⑬
<外側>
臂臑⑭
曲池⑮
手三里⑯
溫溜⑰
偏歷⑱
會宗⑲
陽谿⑳
陽池㉑
合谷㉓
腕骨㉒
少澤㉔
關衝㉖
商陽㉕

手部的穴道及其效果

①天府　治高血壓
②俠白　治咳嗽、喘息、動悸
③尺澤　治吐血、氣喘、手臂腫脹和疼痛、痲痺
④孔最　治胃炎、狹心症
⑤郄門　治動脈硬化、心臟神經官能病
⑥內關　治狹心症
⑦列缺　治顏面神經痲痺、頭痛、咳嗽、鼻炎
⑧經渠　治噁心、咳嗽、痰多、充血
⑨太淵　治胸痛、咳嗽、痰多、肩膀及背部痛、呼吸器官的疾病
⑩大陵　治心臟疾病、關節風濕、手脚痲痺
⑪神門　治動脈硬化、狹心症、心臟神經官能病、下痢、便秘
⑫魚際　治胃炎、肝臟疲勞

⑬少商　治喉嚨痛、喘息、發熱
⑭臂臑　治肩關節炎、手部神經痛
⑮曲池　治低血壓、動脈硬化、糖尿病
⑯手三里　治高血壓、胃潰瘍、胃炎、膽石症
⑰溫溜　治上臂神經痛、肩酸痛、口腔炎
⑱偏歷　治咳嗽、流鼻血、牙痛、喉嚨痛
⑲會宗　治重聽、歇斯底里、不安性神經官能症、扁桃腺炎、胃腸疾患
⑳陽谿　治胃炎
㉑陽池　治低血壓
㉒腕骨　治肋間神經痛、頭痛、耳鳴
㉓合谷　治高血壓
㉔少澤　治動悸、喘息、咳嗽
㉕商場　治感冒引起的下痢、扁桃腺炎、耳鳴
㉖關衝　治頭痛、急性嘔吐、下痢

脚的穴道

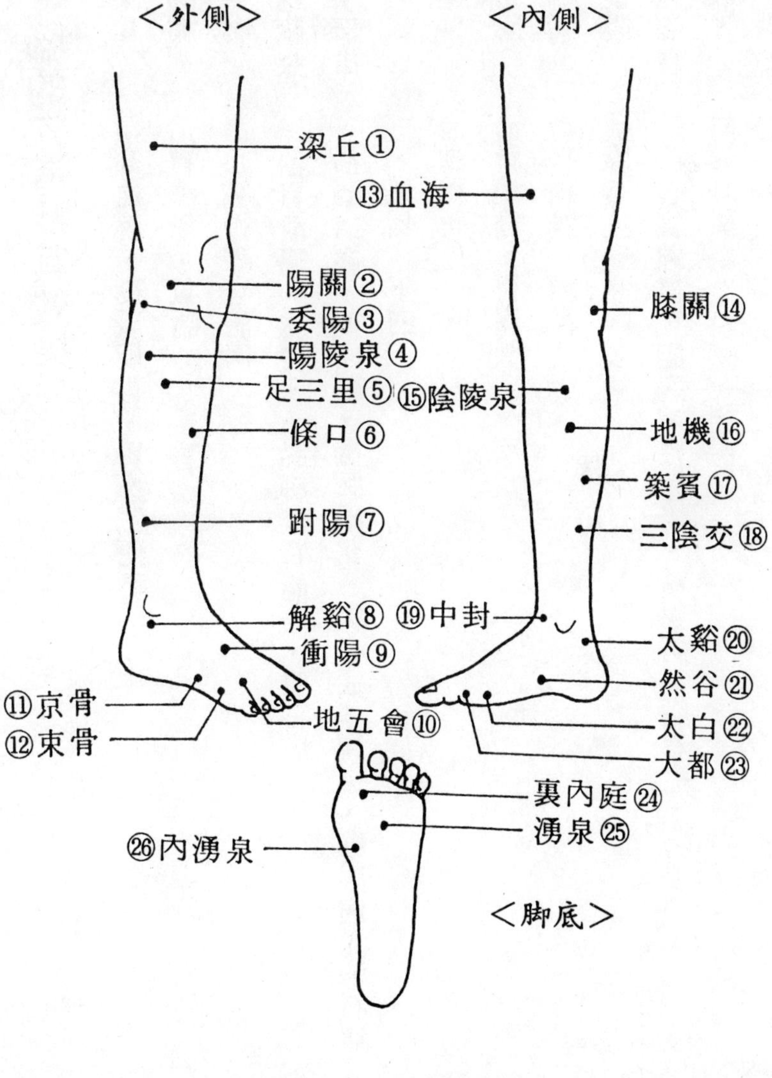

＜外側＞
＜內側＞
梁丘①
陽關②
委陽③
陽陵泉④
足三里⑤
條口⑥
跗陽⑦
解谿⑧
衝陽⑨
地五會⑩
⑪京骨
⑫束骨
⑬血海
膝關⑭
⑮陰陵泉
地機⑯
築賓⑰
三陰交⑱
⑲中封
太谿⑳
然谷㉑
太白㉒
大都㉓
裏內庭㉔
湧泉㉕
㉖內湧泉
＜脚底＞

腳的穴道及其效果

①梁丘　治高血壓、動脈硬化、胃炎、便秘
②陽關　治胃痙攣、氣喘
③委陽　治心臟神經官能病
④陽陵泉　治胃潰瘍、胃炎、心臟神經官能病、膽石症
⑤足三里　治高血壓、低血壓、動脈硬化、狹心症、胃炎、糖尿病、膽石症、感冒、下痢
⑥條口　治動脈硬化
⑦跗陽　治胃潰瘍、胃痙攣
⑧解谿　治胃痙攣、膽石症
⑨衝陽　治膽石症
⑩地五會　治心臟神經官能病、胃痙攣、糖尿病、膽石症、陽萎
⑪京骨　治高血壓

⑫束骨　治高血壓、胃痙攣
⑬血海　治陽萎
⑭膝關　治狹心症、陽萎
⑮陰陵泉　治低血壓、胃潰瘍、胃炎、糖尿病、膽石症
⑯地機　治膽石症
⑰築賓　治陽萎
⑱三陰交　治高血壓、胃潰瘍、胃炎、感冒、陽萎
⑲中封　治膽石症
⑳太谿　治高血壓、低血壓、氣喘
㉑然谷　治低血壓、糖尿病、陽萎
㉒太白　治膽石症、氣喘
㉓大都　治胃痙攣
㉔裏內庭　治胃炎
㉕湧泉　治高血壓
㉖內湧泉　治高血壓

利用艾的根、莖、葉的六大療法

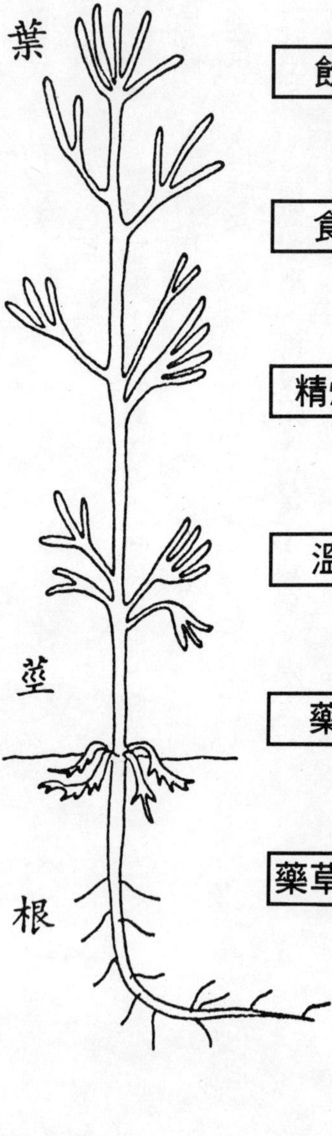

飲用療法	茶、粉末、顆粒、汁液。
食用療法	煮湯（參考第4章）。
精煉物療法	軟膏、漱口藥、敷劑等。
溫壓療法	灸治全身98處穴道。
藥浴療法	全身浸浴或只浸泡手、脚及坐浴。
藥草力線療法	用作床墊、枕頭、椅墊等。

〈浸浴〉治冷虛症、有美化肌膚效果的家庭溫泉「艾草浴」

艾有特殊的香味，這種香味的成份是精油。而艾的藥效成份由皮膚浸透體內，就是精油所含桉油酚、苧酮、倍半萜烯等成份的作用。

艾的藥浴療法，是將艾草放入熱水中，用來浸泡全身或進行部分浸浴。至於浸浴的一部分，又可細分爲足浴、手浴、肛門浴等。

整天站立或坐著工作的人，經常出現脚腫、步履沈重、疲勞、倦怠等現象。有這種困擾的人只要多作足浴，上述現象就會消失，理由是艾的藥效成份慢慢滲透，可促進血液淨化效果，除去氧化廢物、消除疲勞。

手浴則對臉部濕疹、青春痘、黑斑、顏面神經痛、手腕和手臂的發炎症狀、手指麻木、手臂神經痛等症狀的消解有效。將艾的煎用劑加以適度稀釋，趁著溫熱，使藥的成份慢慢滲入患部。每次約進行五～八分鐘，才能使精油的成份能完全浸透患部，發揮效力。

另一方面，有痔疾煩惱的人，可在盆子裏放艾的煎用劑（作法參照前述），浸浴臀部，再輕輕擦洗肛門周圍，此卽肛門浴。由於艾的殺菌力，可清潔肛門，對治療痔疾很有效。此外，像燙傷、濕疹、過敏、蜂螫、割傷等，採用這種部分藥浴的治療法，效果也不錯。

其他如：神經痛、風濕痛的緩和，生理不順等婦科疾病和冷虛症，都可利用艾草療法。浸泡一會兒，毛孔就會張開，艾所含的精油成份滲入體內，能促進各種症狀的痊癒。

藥浴的效果不僅如此，還能給予皮膚適當的刺激，預防黑斑、褐斑、皮膚粗糙等，使細胞常保年輕、肌膚細嫩、光滑。

藥浴的方法很多，在此只介紹幾種，供各位參考。

材料爲乾燥的艾全草50公克。先用紗布作成15公分×25公分的袋子，再把材料放入袋中，浸泡在浴缸裏。爲了使艾的成份滲出，不妨將紗布袋在水中搖晃5～6次，然後袋口綁在水龍頭下，這樣就很方便。

艾草藥浴特別對風濕症有效，有時不只患部激烈疼痛，連手指也活動困難，可在溫水中加入艾草，浸泡10～20分鐘，一天進行一、兩次。如果神經痛、腰痛、腹痛、痔痛、冷虛症等症狀嚴重時，就將艾草的量增加爲一〇〇～二〇〇公克浸浴。

艾草足浴、手浴

治療濕疹有效的足浴、手浴用劑，有下列三種作法。

①艾根3~5支，切碎，放入一公升的熱水中煎。將煎好的浴劑適度稀釋，再加熱，再將手、脚各浸泡8分鐘。

②熱水二公升煮沸後，熄火，過5分鐘，再加艾葉30公克。和①相同，手、脚分別浸泡8分鐘。

③先作基本浴劑。再將一公升的水煮沸，熄火後，放置5分鐘。接著，放入艾葉一把（約50公克），放5小時。

又在另一個鍋中放二公升熱水和一把

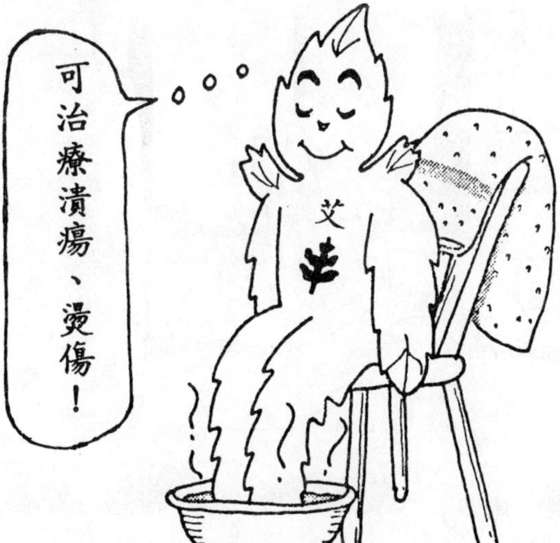

艾葉，煮沸後，熄火，放5分鐘。

這種基本浴劑可使用一個星期。每次使用前須加熱。

艾草坐浴

使用50公克的艾全草（根、莖、葉）作材料。

用棉布或紗布做成15公分×25公分大小的袋子，裝材料。沐浴時，直接把裝有艾草的布袋，按壓腰部，磨擦5～6次。

艾草坐浴對神經痛、風濕痛等特別有效。至於裝在袋中的艾全草，一天更換一次卽可。

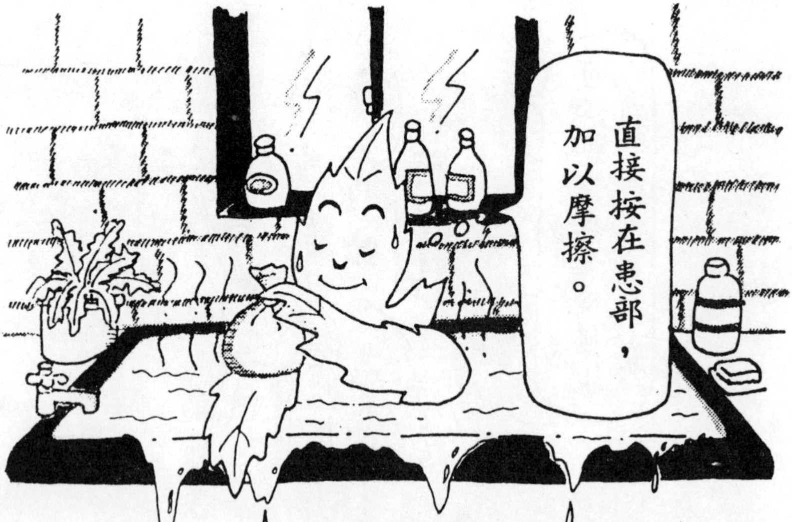

〈寢具〉有安眠效果的「艾草墊」和「艾草枕」

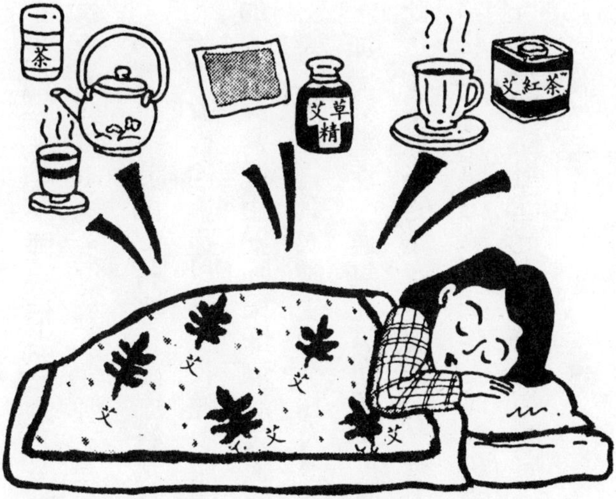

將枇杷葉、菊花等各種類的藥草，和艾葉混合，作成睡墊、枕頭或座墊，在上面睡覺或休息，達到防治疾病的目的，叫做「藥草力線療法」。這和前面說明的「飲用」、「食用」、「精煉物」、「溫壓」、「藥浴」等五種療法不同，是以睡或坐產生藥效的方法。

特別是四十到五十多歲的女性，常因自律神經或體內荷爾蒙分泌失調，引起頭痛、充血、失眠、焦躁等更年期障礙，使用藥草力線療法有效。

人的一生中，睡眠佔去三分之一時間。因此，利用棉被、床墊、枕頭或座墊發揮藥效，最爲理想。

事實上，我國農村盛行治療婦女冷虛症的方法，就是利用艾草作成座墊。

除了女性冷虛症以外，夜晚多尿的孩子、爲不孕症煩惱或因長年臥病在床有褥瘡的人、經常服用安眠藥卻依然失眠的人，都可試試艾草棉被療法。

雖然製作符合人體生理學和人體工學的艾草棉被、座墊、枕頭等寢具，十分困難，加上吸濕性、通氣性等問題，也要一一考慮。可是，艾草的療效是無庸置疑，因此，希望有心的業者能投入生產製作。

總之，藥草力線療法和先前介紹的五種艾的療法併用，將可收相乘效果。

由於艾能增進健康、治療初期症狀，所以，在日常生活中，應多加利用。

<具有代表性的艾草療法>

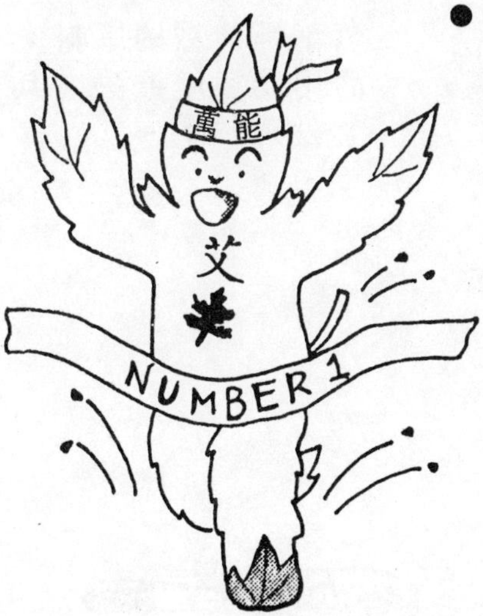

●艾

飲用療法、食用療法、精煉物療法、溫壓療法、藥浴療法、藥草力線療法等。

艾有這六種療法，可說是萬能草藥。

●艾葉糕

艾葉可作成艾葉糕，是最具代表性的食用療法。

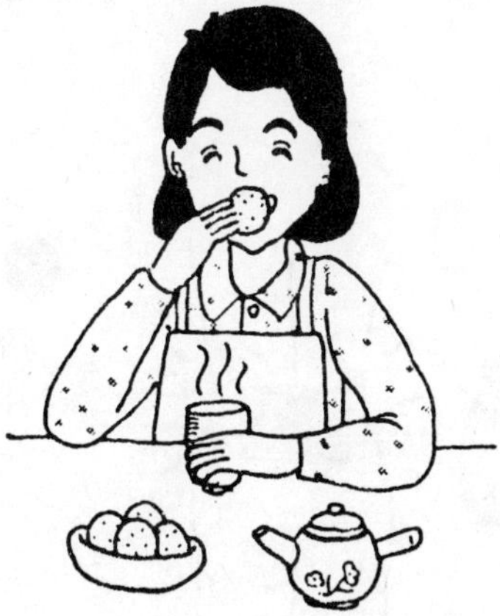

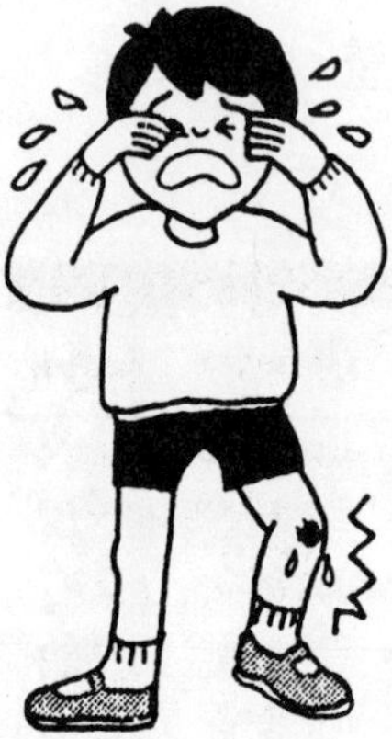

●蔞糕

蔞葉是艾絨的原料。活用爲溫壓療法，具有殺菌效果。

●高嶺艾

採取高嶺艾的嫩葉，用油炒，屬食用療法。

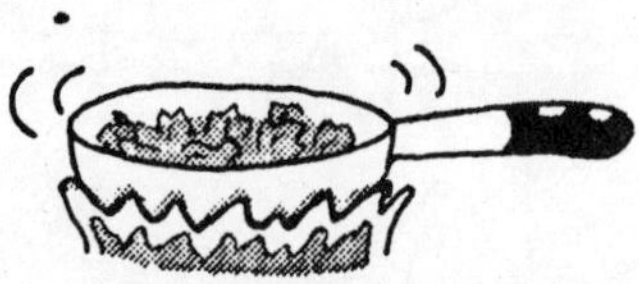

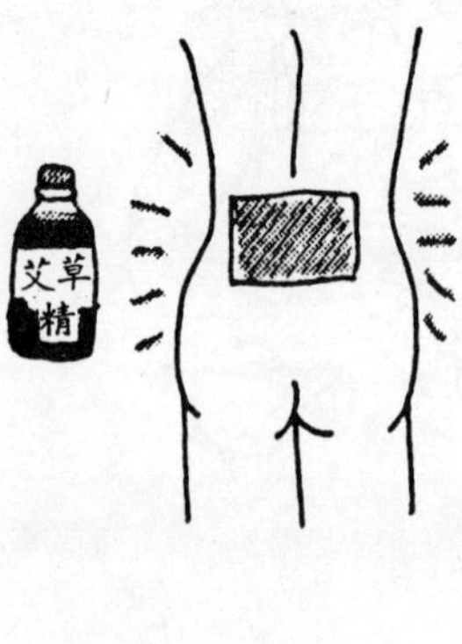

●牡蒿

溫敷或塗布劑，用作精煉物療法。

2

依疾病、症狀而異的艾草用法和處方

●各種症狀和難治疾病的治療法

就像每個人的長相都不一樣，卽使罹患相同的疾病，往往也會因個體的差異，使得症狀和過程各不相同。

而且，疾病的症狀和治療方法，更會隨著個人的體力和生活環境而異。

爲頑固慢性病或醫生放棄治療的疑難雜症而困擾的人，相信爲數不少。這也是筆者積極提倡艾草療法的動機。

本章特別列舉四十種病症，針對症狀提供有效的艾草療法。如果讀者有下列症狀，不妨嚐試著治療看看。

＜材料＞中列出的艾等藥草的分量，若無特別說明，就是乾燥時的分量。

此外，煎汁時必須使用陶鍋或琺瑯，材料洗淨後，要瀝乾水分，加一公升的熱水，以小火煮熬成半量。

消化器系統的症狀和疾病

便秘

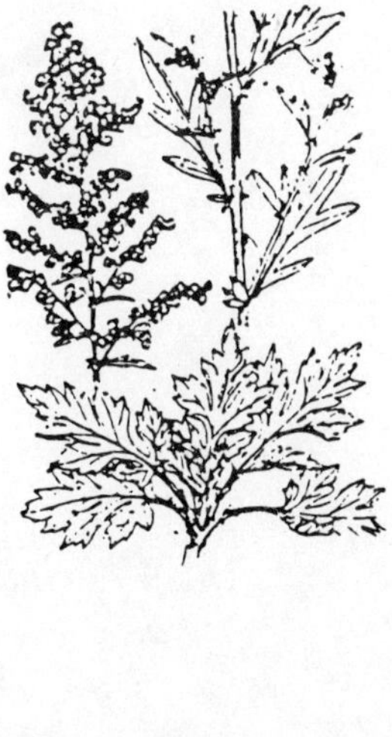

＜材料＞
茵蔯蒿（將葉片陰乾）5～10公克　蕺菜3公克　薏仁3公克

＜作法・用法＞
把三種材料放入一公升的熱水中，以長時間慢慢煎汁，最好煎成半量，作爲一天分，一天三次，於飯前飲用。

便秘的原因有三。第一，水分和食物纖維攝取不足。第二，強抑便意和運動不足。第三，消化器系統的疾病所引起。

因消化器系統的疾病所引起的便秘，必須先治療。此外，養成每天排便的好習慣，適度地運動、解除壓力、保持精神安定等都很重要。

腹痛

＜材料＞

艾葉8公克

＜作法・用法＞

材料用水輕輕洗淨，瀝乾水分，放入一公升的熱水中，用小火煮開一分鐘後熄火。放約三分鐘，慢慢使成份滲出。然後，加以過濾，再加熱，倒入茶壺中。

可依個人喜好飲用，也能代替茶水。

食物中毒

＜材料＞

艾葉10公克

＜作法・用法＞

把材料放入一公升的熱水中，煎至半量，一天飲用數次。

將生葉3公克，放入口中咀嚼也可以。因吃魚而引起食物中毒，尤其鯖魚中毒時，用這種方法最有效。不過，症狀嚴重時，還是趁早送醫診治。

黃疸

〈材料〉

茵蔯蒿全草（根・莖・葉）或者秋天採取果穗加以乾燥10～20公克

〈作法・用法〉

把材料放入一公升的熱水中煎至半量，當作茶水，在空腹時飲用。茵蔯蒿的果實含有二甲七葉亭，可緩和黃疸。黃疸患者須注意，少吃蛋黃、牛奶等脂肪含量高的食物。

急性肝炎

〈材料〉

茵蔯蒿葉5公克　梔子的果實3公克

＜作法・用法＞

將兩種材料用一公升的熱水煎至半量，作為一天份，分三～五次飲用。如果涼了，須溫熱後再飲用。

沒有灼熱、疼痛感或者有肝硬化時，可利用艾薑精溫敷患部。在右肋骨下方進行溫壓也很有效。

濾過性病毒肝炎

＜材料＞

茵蔯蒿葉5公克　梔子的果實3公克

＜作法・用法＞

將兩種材料煎汁成半量，作為一天份，分數次飲用。煎好的艾葉茶必須溫熱飲用。

濾過性病毒肝炎是一種傳染性疾病，又分為A型肝炎（流行性肝炎）和B型肝炎。

A型肝炎以帶有濾過性病毒的糞便爲感染源，經由飲水和食物等傳染。至於B型肝炎則由患者的血液或唾液感染。

發病時都應充分保持安靜，避免症狀更惡化，且不可拖延時間，以趁早治療爲原則。

血清肝炎

＜材料＞

茵蔯蒿葉5公克　梔子的果實3公克

＜作法・用法＞

將兩種材料放入一公升的熱水中煎，一日三次，於飯前飲用。

將一匙的艾葉粉，以熱水溶解，每餐飯前服用亦可。

此外，以艾薑精溫敷治療，效果也不差。

脂肪肝

＜材料＞

茵蔯蒿葉4公克　梔子的果實3公克　羌活的樹皮3公克

＜作法・用法＞

在一公升的熱水中，放入三種材料，煎到水成三分之一量。一天兩次，在早餐和午餐之間，午餐和晚餐之間飲用。

依症狀的輕重，應重新評估飲食生活。可能的話，多吃糙米、蔬菜。將海草類、羊栖菜、蒟蒻、牛蒡等，煮成大鍋菜，多多攝食。食用後，再吃半個蜜柑，效果更好。

除此之外，吃艾麵（請參考第四章），也可除去肝臟積存的脂肪。脂肪肝通常是因飲酒過量造成的，所以，平常飲酒必須節制。

肝硬化

〈材料〉

茵蔯蒿葉5公克　梔子的果實3公克

〈作法・用法〉

熱水一公升中放入材料，煎成半量。

茵蔯蒿含有維他命B_2、葉綠素、鉀、酵素等成分，有幫助消化、利尿、排出引起肝臟病的腹水等效果。

若同時用毛巾沾熱的艾薑精，溫敷右肋骨下方的肝臟部位，效果更好。

膽囊炎

〈材料〉

茵蔯蒿葉5公克　梔子的果實3公克

〈作法・用法〉

煎汁濃一點，約煎成三分之一量。將完成的艾葉茶加生薑汁（以茵蔯蒿葉5公克作的煎汁對一成薑汁的比例）混合成一杯，一天三次，飯後飲用。以枇杷葉和艾溫敷右肋骨下方的患部，也有效。

此外，蘿蔔泥二分之一杯，當成一餐食用亦可。蘋果也有效。

驅蛔蟲

＜材料＞

茵蔯蒿葉15公克

＜作法・用法＞

在一公升的熱水中放入材料，以小火煎約10分鐘，一天飲用三次。

循環器系統的症狀和疾病

高血壓

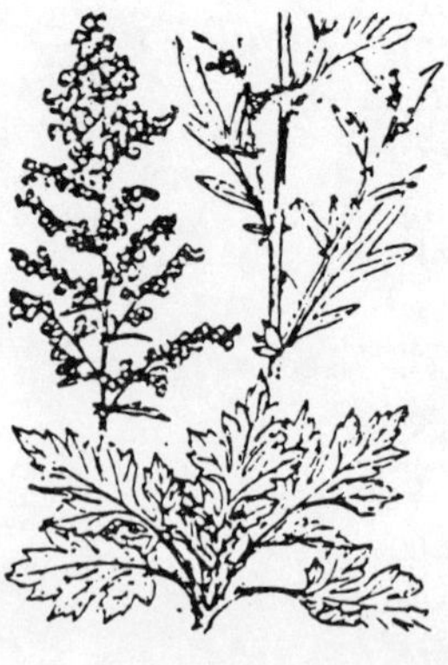

〈材料〉

艾嫩葉榨汁1杯分（飲用）　艾葉10公克（煎服用）

〈作法・用法〉

艾嫩葉榨汁1杯分，於早餐前空腹時飲用。將艾葉10公克煎汁飲用。

還有，吃蘿蔔泥和蘋果都有效。因爲蘿蔔含有豐富的芸香苷和維他命，可強化血管，預防高血壓。至於蘋果含有大量的鉀，可把造成高血壓的鈉排出體外，所以一天吃兩、三個也無妨。

悸動

〈材料〉

艾葉15公克

〈作法・用法〉

一公升的熱水加材料煎成半量。當天就喝完，不可留到第二天。

症狀嚴重時，將艾蕫精加熱，用毛巾沾艾蕫精，反覆摩擦全身。

每天一次，在艾葉茶中加入紅蘿蔔泥50公克，攪拌後飲用。再加上一個蛋黃，效果也很好。

喘息

＜材料＞

艾全草（根・莖・葉）一把

＜作法・用法＞

材料放入一公升的熱水，煎至半量。煎好的艾葉茶須趁熱飲用，如果涼了，要加熱後才能喝。最好連續飲用三個月。

溶解艾葉粉，加入含有豐富維他命E和礦物質的蕃茄、紅蘿蔔，作成果汁來飲用，對預防成人病有效。

心臟病

＜材料＞

艾葉8公克

＜作法．用法＞

材料用水洗淨，放入一公升的熱水中，以小火煎至半量，一天兩次（早晚各一次）飲用一杯。

爲避免引發心肌梗塞等痲煩的疾病，須趁早治療。

連續飲用艾草茶一個月，結果使狹心症、悸動等症狀好轉的例子很多，希望患者有耐心長期飲用。還有，每天飲用艾葉茶加一杯分的蘿蔔泥也有效。

中風

＜材料＞

艾葉、莖15公克、柿葉5公克（煎服用）艾葉30公克（浴用）

＜作法．用法＞

煎服用是將兩種材料混合，用一公升的熱水，煎成半量，作爲一天分。一天三次，飯前飲用。

柿葉含有豐富的各種維他命，所以和艾葉一起煎汁飲用，可提高藥效（若找不到柿葉，直接飲用艾葉茶也很有效）。

除了煎服用，再加上浴用，是由體內和體外同時治療，效果更理想。若每次洗澡都換新的艾葉，進行溫浴，將有令人意想不到的效果。

呼吸器系統的症狀和疾病

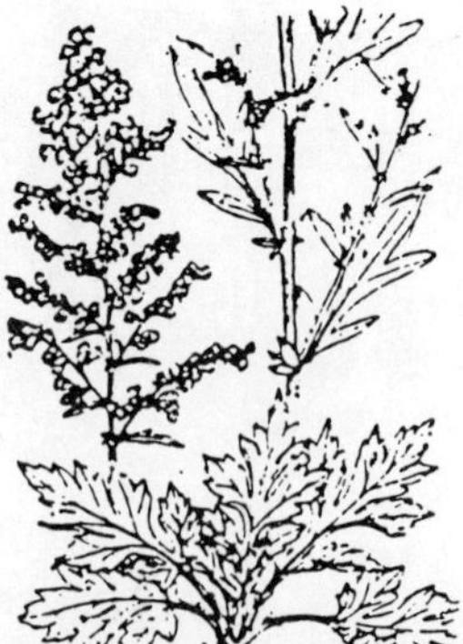

咳嗽

＜材料＞

艾葉15公克（煎服用）　艾根三〇〇公克（飲用）

＜作法・用法＞

艾葉煎汁飲用。在一公升的熱水中，放入艾葉，以小火煎至半量，一天三次，於飯前飲用。亦可在艾葉茶的濃縮液中加入少許鹽，作爲漱口藥水，每天多漱口幾次也有效。

艾根三〇〇公克用作艾酒的材料。將採下的艾根用水洗淨後，瀝乾水分，切碎，放入容量一·八公升的廣口瓶中，加入冰糖和蜂蜜，再注入米酒等酒精度爲三·五度以上的酒類，約注到九分滿，保存三個月以上。一天飲用1小杯卽可。艾酒也是止咳的特效藥。

喉嚨痛

＜材料＞

艾葉8公克　黑豆20粒

＜作法·用法＞

兩種材料用水洗淨，放入一公升的熱水中，一直煮到汁液剩下半量爲止。過濾後飲用，一天飲用數次。可以加一些黑砂糖，先含在口中，再慢慢呑下。

喉嚨痛多半由感冒引起，有時說話過久或吸入大量沙塵，也會造成咳嚨痛，採用上項療法最適合。

氣喘

〈材料〉

艾葉、莖各8公克　車前草7公克

〈作法・用法〉

將兩種材料放入一公升的熱水中，煮開後，再以小火加熱約5分鐘，接著又煮開1分鐘。最後利用餘熱放置3分鐘，使味道和成份充分滲出。完成的艾葉茶先過濾，再裝入茶壺中。

除此之外，利用艾草精溫敷喉嚨至胸口部位，再以手掌來回摩擦三十次以上，可加速恢復。

過敏性鼻炎

〈材料〉

艾葉、蕺菜、枇杷葉、柿葉、山扁豆各一撮

〈作法・用法〉

材料一撮（以拇指和食指抓起的分量）放入一公升的熱水中，煎至半量，當作茶水飲用。

泌尿器系統的症狀和疾病

腎臟病

〈材料〉

茵蔯蒿葉、莖15公克

〈作法・用法〉

煎成艾葉茶，一天飲用三次。茵蔯蒿可說是治療腎臟病的特效藥，因此患者不

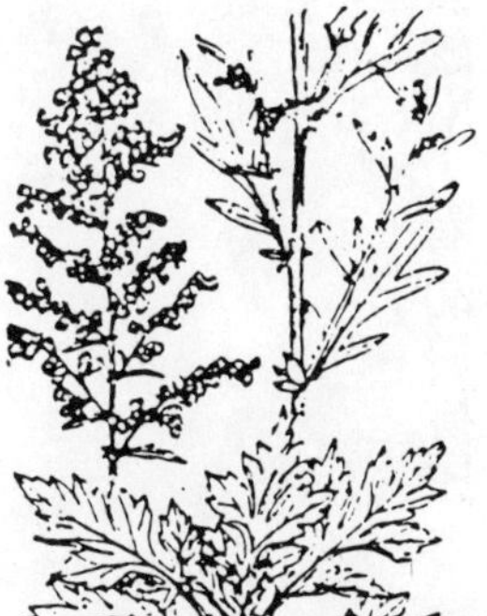

妨多利用。

將紅蘿蔔泥加艾葉粉打成汁液，在三餐之間飲用，有提高療效的作用。分量是1匙艾葉粉，加50公克左右的紅蘿蔔泥打汁，可當作茶水飲用。

利尿

＜材料＞

茵蔯蒿葉10～20公克

＜作法・用法＞

熱水一公升加入材料，煎至半量。一天三次，於飯前飲用，有助於排尿。

夜尿症

＜材料＞

艾葉10公克　甘草5公克

＜作法・用法＞

在一公升的熱水中加入材料，煎至半量。完成的艾葉茶，一天三次，代替茶水飲用。

艾葉茶的味道較特別，小孩可能不愛喝，不妨加幾滴檸檬汁或蜂蜜。溫熱的艾葉茶，更能提高治療效果。

將艾的葉和莖、枇杷葉切碎、乾燥後，加上菊花，作成睡墊，併用艾葉茶，對症狀的治療幫助很大。

神經系統的症狀和疾病

神經痛

〈材料〉

艾葉15公克

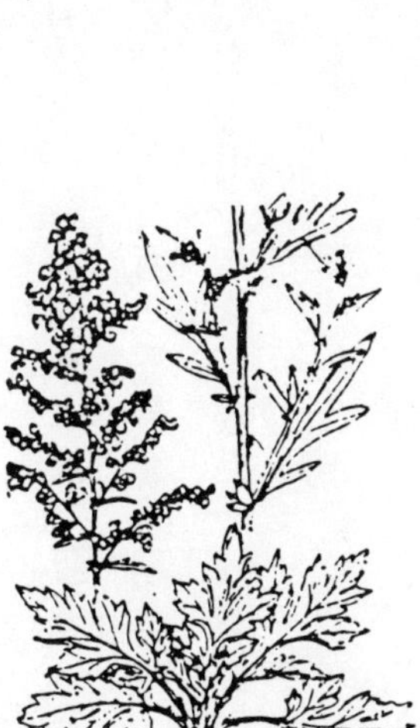

〈作法・用法〉

一公升的熱水中加入材料，煎至半量。

飲用時，加入檸檬汁、黑砂糖、蜂蜜等更有效。每餐飯前飲用2杯即可。

將生葉2～3片磨汁飲用也有效，可是，味道旣苦又澀，爲最大缺點。

相形之下，艾葉粉較易服用。一天兩次，每次服用1茶匙，效果十分顯著。

此外，使用浴劑、貼劑也有效。

風濕

〈材料〉

艾葉、蕺菜、枸杞葉、枇杷葉、山白竹、薏仁各一撮（煎服用）艾酒、枇杷酒各二分之一杯（飲用）艾葉30公克（浴用）

〈作法・用法〉

把煎服用材料放入一公升的熱水中，煎成半量。喜歡喝就儘量喝。

艾酒和枇杷酒（作法參考第四章）以等量混合，每天飲用1小杯。

浴用時，將艾葉裝在紗布袋中，直接放入溫水中。

腰痛

〈材料〉
艾葉8公克（煎服用）　艾葉30公克（浴用）
〈作法·用法〉
煎服用時，將煎液分三次，當天喝完。
浴用的艾葉裝在紗布袋，放入浴缸中浸著。對閃了腰、慢性腰痛有效。浴用一直進行到腰痛停止。

頭痛

〈材料〉
艾葉5公克（也可用茵蔯蒿葉5公克代替）
〈作法·用法〉

熱水一公升加材料，煎至半量，作成艾葉茶，一天飲用數次。

頭痛被認為是腦血管積存大量酸性廢物，或者自律神經機能喪失平衡，而引起腦神經或血管痲痺所致。

飲用艾葉茶，可使血管保持順暢，減輕頭痛。還有，將艾葉汁稍微加熱，自頭頂淋下，或者以兩根手指輕輕按摩，都有效。

腳腰的疲勞、疼痛

<材料>

艾葉（葉和莖）50公克

<作法・用法>

材料加一公升的水煎成半量，汁液倒入浴缸中，剩餘的渣放在紗布袋中，再泡入浴缸。

全身浸泡在浴缸中，直到身體發汗為止，並活動手指和關節。這樣可減輕脚腰的疲勞和疼痛，有助於安眠。

女性特有的症狀和疾病

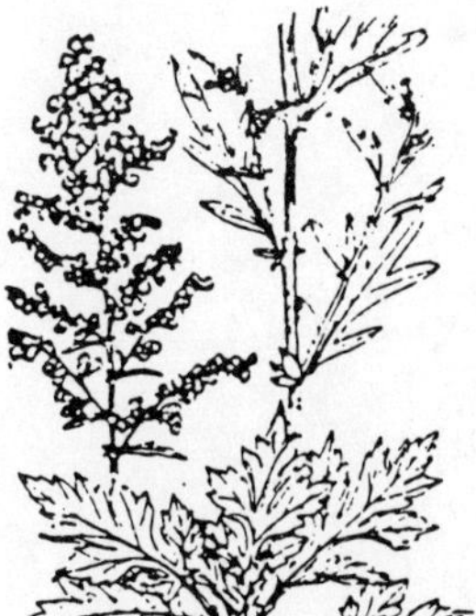

貧血

＜材料＞

艾葉汁1杯分（可用艾葉茶稀釋後飲用）艾葉茶一把（煎服用）

＜作法・用法＞

新鮮艾葉榨汁，或用艾葉茶稀釋成1杯分，一天飲用一次。

煎服時，在1公升的熱水中，放入艾葉一把，煎到半量。一天飲用數回，持續數月。

冷虛症

＜材料＞
艾葉8公克（煎服用）　艾葉30公克（浴用）
＜作法・用法＞
煎服用和浴用同時進行。煎服用是將艾葉8公克放入一公升的熱水中，熬成半量，一天分三次飲用。
浴用則將艾葉30公克，放入紗布袋，再浸在浴缸中，進行藥浴。
艾含有豐富的酵素，除內服外，在外用方面，也能從皮膚浸透，提高藥效，達到早期治療目的。

更年期障礙

＜材料＞
艾葉、莖5公克　車前草全草10公克
＜作法・用法＞
將兩種材料放入一公升的熱水中，以小火煎至半量。一天分三次飲用。

有更年期障礙的人，症狀各不相同，其中以頭痛、耳鳴、神經痛、充血、便秘、失眠等神經性症狀最爲常見。預防的方法是，每天儘可能過得愉快，並保持平靜的精神狀態。

要提醒各位的是，艾草墊爲更年期障礙的人不可或缺之聖品。

血道症

＜材料＞

艾葉、莖5公克　蕺菜全草15公克

＜作法・用法＞

在一公升的熱水中加入材料，煎成半量。完成的艾葉茶，一天分爲三次飲用。

血道症是中醫特有的說法，也是一種婦女病，通常以十多歲到三十多歲的婦女容易罹患，包括生理異常、各種自覺症狀、精神症狀等。罹患血道症的人，到更年期，更年期障礙就特別明顯。

經常和周圍的人保持良好的關係，使心情平靜，是減輕症狀的有效方法。

子宮等的出血

＜材料＞

艾葉10～15公克

＜作法・用法＞

把材料切碎，放入一公升的熱水，煮30分鐘。煮開後熄火，放約5分鐘，使藥效成份滲出。再倒入2個茶杯中，分數次飲用。也可當作止血藥使用。

全身的症狀和疾病

發燒

＜材料＞

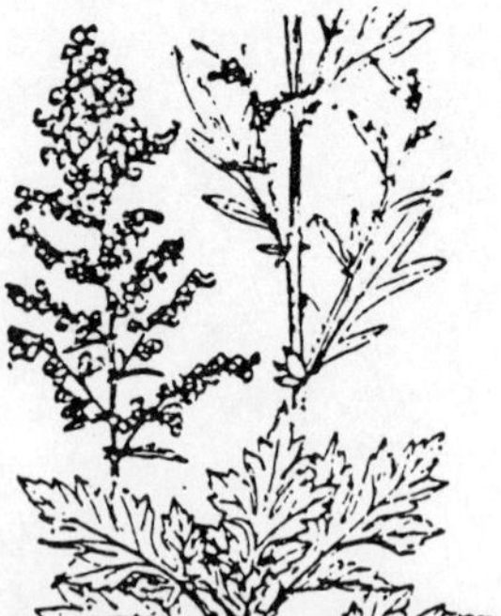

艾葉5～10公克

〈作法・用法〉

1杯分的熱水加材料，煎至半量，在三餐之間飲用。

梅干2～3個烤一烤，去籽，弄碎，加上和梅干等量、磨碎的薑，注入熱的艾葉茶中飲用，效果倍增。將磨碎的葱、山芋、大蒜、蘋果各適量，和艾葉茶混合後服用，更能達到早日恢復的目的。

皮膚癢

〈材料〉

茵蔯蒿葉5公克、蕺菜10公克（煎服用）　艾全草30公克（浴用）

〈作法・用法〉

將煎服用的材料，放入一公升的熱水中，煎至半量，作成艾葉茶（把鹽抹在生葉上，直接貼於患部也有效。此外，也可作患部的溫敷療法）。

浴用時，艾放入紗布袋，再泡於浴缸中。第二天須換新才能再作浸浴。

治療皮膚炎，必須採用根本的解毒法。曾有患者連續採用這方式治療三個月，結果頑固的皮膚炎完全根治，可見耐心治療最重要。

過敏體質

〈材料〉

艾的新芽1杯分　高麗菜葉2片　紅蘿蔔葉1片　蘋果1個

〈作法・用法〉

材料用水洗淨，放入榨汁機中榨成汁液。因為汁液不易保存藥效，最好當天就飲用。

糖尿病

〈材料〉

艾葉粉6～8公克（飲用）　艾葉、羌活的樹皮（生）、無花果（生）各2～3公克（煎服用）

〈作法・用法〉

艾葉粉1茶匙（約2～3公克），一天飲用三次。症狀較嚴重者，可併用煎服的材料。

把羌活的樹皮洗淨，弄乾燥，放入塑膠袋中，可長期保存，非常方便。治療糖尿病，必須在醫師的指導下，採行飲食療法，而適度的運動也是不可或缺的。

癌

〈材料〉

艾全草15公克

〈作法・用法〉

艾葉煎濃汁，一次一八〇c.c.爲適量，每天飲用3次。

同時可活用艾灸、枇杷葉療法（參考第一章）。此種療法已經臨床實驗，確認效果。

最近在加拿大召開的癌症學會中，一篇「健康的肝臟不易受癌症侵襲；不幸罹患癌症，若使肝功能活潑，也能加速消滅癌細胞」的報告備受矚目。

這篇報告指出，癌細胞分泌的毒素，侵入血液中，會使症狀惡化；相反地，只要胃腸和肝的功能正常，便可將毒素排出體外。

艾具有促進肝功能活潑化的藥效，因此，對於癌症的預防和治療有效的說法，是相當可信的。

白血病

〈材料〉

艾新芽粉末5～8公克（煎服用）　艾嫩葉汁一杯分（飲用）

〈作法・用法〉

早春的艾新芽磨成粉，以5～8公克爲一天分，煎汁飲用（不新鮮的艾葉汁沒有藥效，如果無法每天採嫩芽，可用艾葉粉代替）。

每天飲用艾新芽汁1杯，能有效治療白血病的實例不少。艾所含的葉綠素也備受重視。

老人病

飲用艾葉煎汁，或浸泡艾葉澡，使用艾草床墊，可以有效防止老化，治療老人病。

而且艾的藥效可浸透人體，收到驚人的相乘效果。艾能維持血液暢流、保持身體溫暖、提供熱量、消滅病原菌，對增進健康大有幫助。

3

艾草治百病實例集

●我們因艾草而得救

食慾不振，天氣一變立刻腰酸背痛，連夏天也是手脚冰冷，失眠、身體不適——這雖然不是什麼重症，可是卻令人十分困擾，亦卽所謂慢性病的症狀。

有上述症狀的人，多半必試過各種療法，最後才採用民間藥草療法。本章由幾位患者現身說法，說明艾草治癒頑固病症的經過。

不容否認的，無論煎汁或將艾草精稀釋飲用，都無法克服略帶澀味的缺點，因此，有些患者採行艾草療法不久，便宣告放棄。

但是，為身體健康著想，必須有恒地進行，才能收到效果。本章列舉十四位人士的經驗談，希望他們的例子能增加各位的信心和恒心。

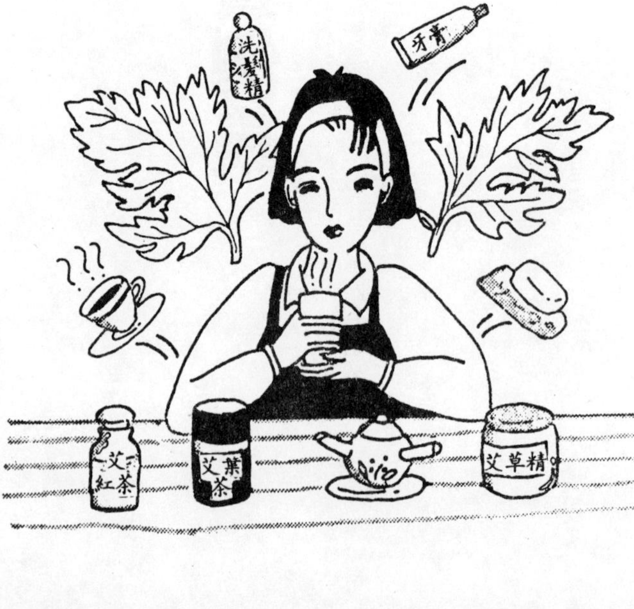

寸步難行的神經痛竟然不藥而癒

傢俱公司負責人　74歲

我長年爲神經痛所苦，看遍中外名醫，進行各種治療，病情依然未見好轉，有時甚至痛得寸步難行。

一年前，妻子從報紙上獲知艾草的神奇療效，便慫恿我試試看。老實說，當時我並沒有抱太大的希望，可是，飲用艾草茶三、四個月後，感覺到情況逐漸好轉，我的信心大增。經過半年，更出現令人驚訝的效果，我已健步如飛。

我居住的市鎭終年有霧、濕氣極重，每到傍晚五點左右，便被層層濃霧籠罩，幾乎連前方的景物也看不清楚。在這種氣候下，罹患腦性小兒痲痺、神經痛或中風的人特別多。我也是其中之一。

無論如何，治療慢性病必須要有耐性，我個人認爲，沒有副作用的艾葉茶就很適合作爲輔助療法。現在，我已恢復健康，所以向各位推薦。

討厭服藥的我利用艾草達到降血壓效果

家庭主婦 61歲

我一向討厭吃藥、看醫生。即使因高血壓需要治療，我也是除一個月一次的檢診之外，不太上醫院。前一陣子，我先生聽別人說，艾草有降低血壓的效果，便托人買一些艾葉粉，要我依照說明服用。

剛開始飲用艾葉粉泡水，簡直無法下嚥，因爲艾的特殊澀味和苦味，使我幾乎想放棄。可是，一想到先生的心意，再加上高血壓的症狀帶給我很大的困擾，於是就繼續服用。果然血壓慢慢下降，由一年前的170／100（mmHg）到現在的143／83mmHg），已趨於正常值。

我的一位朋友，約五十歲，有嚴重高血壓，但是飲用艾葉茶後，收縮壓已從200以上降到155，最近更降到130左右的安定狀態，同時耳鳴的現象也消失。

相信有不少人和我一樣，都不喜歡吃藥、看醫生，因此，我特別說出自己的經驗，供各位參考。

艾草是理想的急性肝炎復健藥

公司職員 26歲

我的父親死於肝病，三年前，母親又因急性肝炎入院。所以，我平日都特別注意，所幸目前並無肝臟方面的疾病。

母親原本經營一家麵食店，後來考慮到，會不會是因常年累月煮麵，由於豬骨油脂的蒸氣，增加肝臟的負擔，所以出院以後，便結束營業，專心於回復體力的復健治療。這時，我由朋友處得知艾草療法的神奇效果，便和母親商量，利用艾葉茶協助復健。幾個月後，母親的病情大有起色，也能做一些輕鬆的工作了。

以我個人的經驗來說，艾葉茶對於腰痛的治療也有效果。我的腰痛雖然不至於到找醫生的程度，不過，長年爲腰背鈍痛所困擾，尤其長時間開車，更是痛得直不起腰。自從我開始進行艾健康法後，困擾多時的腰痛竟然不藥而癒。沒有腰痛的煩惱，我更能專心工作了。

多年的高血壓已經控制住了

手工藝品業 49歲

我的先生支氣管機能較弱，割除扁桃腺以後，情況似乎好轉些，可是，卻經常咳嗽，好像痰很多的樣子。

在一個偶然的機緣下，聽人推薦艾草療法，我們抱著姑且一試的心理，開始採行。結果我先生飲用艾葉茶一年後，咳嗽痰多的毛病已痊癒，而我的高血壓也完全控制。

我患高血壓已有一段時間，有時嚴重到連站都站不起來，強烈的心悸如波浪般陣陣襲來，使我經常臥床休息，無法過正常的生活。雖然按時注射和服藥，血壓值仍為180／100（㎜Hg）。七年前開始飲用艾葉茶，到三年前，感覺身體情況有進步，便停止注射。繼續飲用艾葉茶，目前的血壓值已降到140／80（㎜Hg）。

總之，每個人的情形不同，有人像我先生，飲用艾葉茶不久馬上看得到效果；也有人和我一樣，經過幾年後，藥效才出現。因此，耐心與恆心是很重要的。

嚴重的冷虛症和頻尿已完全治癒

雜貨店老闆　63歲

爲治療冷虛症和慢性胃腸病，我從兩年前開始飲用艾葉茶。我本來對艾的成份毫無概念，也不相信艾眞有什麼神奇療效，只因爲好友大力推薦，我才姑且一試。

我罹患的是男性少見的嚴重冷虛症。每晚臨睡前已上過厠所，半夜還要再起來三、四次，由於經常醒來，所以從來沒有熟睡。一到夏天，身體反而變得灼熱，幾乎夜夜失眠。血壓値還算正常，也沒有什麼症狀，可是，一直感覺身體不適。

到底艾葉茶具有什麼驚人的效果，我並不肯定，但是，自從兩年前開始飲用，半夜上厠所的次數已經減少，儘管身體仍有灼熱感，失眠的現象卻消失了。

而患有糖尿病的妻子，在服藥之餘，也飲用艾葉茶，原本容易疲勞的情況已經好轉，令妻子大喜過望。

目眩、失眠等症狀消失了

家庭主婦　70歲

十二年前，我曾因梅尼艾氏病入院治療。

梅尼艾氏病又稱耳性眩暈病，是耳鳴、重聽、目眩引起的慢性病，經常感覺所有的東西都在旋轉，嚴重時甚至無法起身。

出院後還需要門診治療，而我的腸胃較弱，一服藥立刻下痢，所以只能作注射治療。十二年來，除門診外，又幫丈夫做生意，工作的壓力使我養成失眠的習慣，隨著年齡的增加，體力更是一天不如一天。

這時剛好看到一篇有關艾草藥效的醫學報告，指出艾有淨化血液的作用，就開始飲用艾葉茶。

經過了五個月，從每晚只能睡三個小時，進步到熟睡五小時，情緒變得安定多了。而且目眩的發作次數減少，每天都覺得精神很好。

艾草治癒頑固的冷虛症和中耳炎，也使肌膚變白皙

公務員　45歲

三歲那年因肺炎引發中耳炎，使我的體質變得很虛弱，四十年來和醫院結下不解之緣。經過多次手術，中耳炎毫無好轉跡象，逐漸變成慢性的耳朵化膿症。

不僅如此，我還患有嚴重的冷虛症，久治不癒，早已放棄希望，過著黯淡、憂傷的日子。只要一到夏天，仍要使用火爐取暖，穿上厚厚的羊毛長襪和護腿，才能使冰冷的雙脚稍微舒服些，實在令我困擾。

決定飲用艾葉茶，動機很單純，完全是因爲不想再上醫院，因此改用另一種療法試試看。從飲用艾葉茶的第五天起，有噁心、腹痛的現象，兩天後排出黑便，第八天則出現目眩、肩膀壓迫感等，心裏感到不安。到第十三天，所有的症狀消失，心情變得愉快。後來才知道那是將毒素排出體外的好轉反應（瞑眩）。

此後，耳朵流膿、冷虛症都痊癒，連皮膚也變得白皙。

艾也有保存食物和防蟲效果

家庭主婦 43歲

父親今年已是八十二歲高齡，每年十月到翌年五月都前往夏威夷靜養。父親罹患高血壓，長年服用數種藥物。我很希望父親不要再服用那麼多的藥物，因此積極尋求新的療法。

一天，住在南部的妹妹打電話來，說艾草對治療高血壓相當有効，何不讓父親嚐試一下。此後，父親開始進行艾草療法，而我也發現，在日常生活中到處可用得到艾草。

例如，要保存大豆、紅豆、麵粉等食品，可將艾葉粉一把，用宣紙包起來，和欲保存的食品放在一起，有防止蟲害的效果。此外，艾葉粉也可放入衣櫥，預防衣服遭蟲咬。至於艾做的艾麵和烏龍麵，可促進食慾，我怕胖，最近改以艾草作為健康食品，效果也不錯。

艾葉茶是沒有副作用的降壓劑

家庭主婦 63歲

我是個家庭主婦，平常很少運動，所以有發胖的傾向。血壓一直保持在170／110的高數值，面色潮紅，偶爾出現心悸，很擔心那天突然發作，倒地不起。雖然，也服用降壓劑，可是，一不服用，又立刻上升。經由醫生的診斷發現，我的腎臟機能較弱，這是飲用降壓劑造成的後果。

高血壓患者最忌諱肥胖，因此，我也做些運動，前一陣子才減輕5公斤。女兒聽朋友介紹艾葉茶可降低血壓，就建議我改用艾草療法。我心想，艾葉茶應該不會有副作用，因此就當作茶水喝，有時則加在果汁裏飲用。前幾天去檢查，血壓變成140／95。

適當的運動、減肥和艾葉粉配合，使我的血壓恢復正常，肩酸痛消失，這麼理想的艾草療法眞該大力推薦。

喝艾葉茶、洗艾葉澡內服外用保健康

家庭主婦 57歲

聽說艾草有益健康，於是我就趁著春天摘取艾的嫩芽，以一個月的時間加以乾燥，然後再以小火煮熬，作成艾葉茶。

丈夫多年來爲高血壓所苦，一聽說艾葉茶有治療高血壓的效果，便強忍艾草的濃烈澀味，連續飲用五、六年，一心一意期待早日恢復健康。

前一陣子，和一位艾草愛用者交換心得，才知道艾的嫩芽不只在春天長，而且也獲知去除澀味的方法。

我本人有偏頭痛，又爲了預防冷虛症等更年期障礙和自律神經失調症，在兩個星期前，開始洗艾草澡。

丈夫內服，我外用，艾草成爲我家不可或缺的藥草。

胃腸機能弱的人適合以艾葉茶作健康飲料

中藥店經營者　56歲

我家經營中藥店，已有五十年的歷史。近年來，買艾草的顧客大為增加。我們也應顧客的要求，製作艾葉粉、艾葉茶和艾的錠劑出售，很受好評。

艾的生命力極強，屬於一年生的草本植物。到冬天，地上部分會枯萎，可是，地下的根卻繼續生長。春天抽新芽，芽被摘掉後，仍會再長。

艾具有淨化血液的作用和殺菌力，又含豐富的食物纖維，對胃腸機能較弱的人來說，是最理想的藥草。

一般來說，需要煎汁飲用的中藥，到冬天比較暢銷，而艾葉茶除煎汁，在夏天也可以冰涼後飲用，可說是四季皆宜的健康飲料。

比任何藥物都值得信賴的艾葉茶

家庭主婦 45歲

我們夫婦兩人一向自恃身體健康，不料最近做身體檢查，卻被診斷爲「輕度高血壓」。雖然心悸、目眩、喘息、脚尖發抖、心跳次數太頻繁等高血壓症狀，並沒有出現，可是，正因爲沒有這些自覺症狀，所以，更令人害怕。

於是從去年八月開始，我們養成喝艾葉茶的習慣。每餐飯後服用1匙艾葉粉，平常也多飲用艾葉茶。

幾個月後，血壓已經顯著下降，而保持安定。醫生開的處方，我們也盡量少服用，而改以艾葉粉和艾葉茶代替。

像艾草這種中藥，是取材自天然的草根樹皮，即使長期間服用，也不會產生副作用。再加上艾草比其他中藥便宜、藥效又好，站在自然、健康的角度，值得向各位推薦。

胃腸機能弱的人，可用艾葉作下酒菜

家庭主婦　50歲

我是四、五年前在鄰居太太的介紹下，才知道艾草具有神奇療效。當時，唸小學的兒子因過敏性鼻炎住院治療，我聽從鄰居太太的推薦，除讓兒子服用醫生開的藥之外，同時飲用艾葉茶。今天，兒子已經升高中，不再爲鼻炎所苦，也很少看耳鼻喉科了。

我家巷子口的一位老伯伯，患嚴重冷虛症，連夏天也要蓋棉被，整天都躺在床上。自從飲用艾葉茶，一年後，已看到他在院子裏澆花、除草。

市面上出售的食品，多半含人工添加物，吃多了，對身體健康有不良影響。所以，我經常挖空心思，爲家人準備美味又健康的自然食品，當然，艾草成爲我的「秘密武器」。

艾葉粉加柴魚片煮湯或涼拌，也可當作我先生的下酒菜，因爲艾的纖維能幫助消化，使胃腸機能較弱的丈夫，也能享受飲酒的樂趣。

飲用艾葉茶、使用艾草墊可預防疝氣發作

西服社社長 58歲

我年輕時做過苦工，可能由於過度的肉體勞動，而傷害腰部，每當梅雨季節或寒冬，腰痛就會發作。過去曾接受兩次疝氣的手術，卻產生痲木、疼痛等症狀，使得工作大受影響。

我住的地區屬盆地地形，冬季嚴寒，最怕腰痛發作。可是，飲用艾葉茶不到一個月，已經看得到效果，最起碼今年冬天，腰痛不再發作。

此外，我同時使用艾草墊和艾草枕，效果更好。不僅是腰痛，像冷虛症、婦女疾病等，都可使用艾草作的寢具，幫助身體恢復健康。

這種艾草墊除了使用艾草，又加上能抗菌防臭的聚酯綿，有防止細菌繁殖的作用。

我採取雙管齊下的方法，內服艾葉茶、外用艾草墊，身體情況大有起色，所以想把我的經驗公開。

4

美味又具有藥效的艾草食譜

●每天都吃艾草健康餐

常吃艾草

艾草不只用作民間療法和中藥的藥草，也可以像高麗菜或茼蒿般，成為日常食用蔬菜。

艾和一般人工栽培的蔬菜不同，在山野、河邊、路旁等到處自生。登山或到野外郊遊時，看到艾草，不妨抓一把回家備用。

也可以在家庭作簡單的栽培，將根和苗種在花盆裏（參考第5章），隨時可摘取艾葉，作成美味、營養的菜餚，非常方便。

烹調時以簡單為原則，千萬不要加一大堆不容易消化的化學調味料，以免破壞艾所含的平衡藥效，使葉綠素和維他命流失，同時不要加熱過久。在調味料方面，鹽應使用粗鹽，糖則使用黑砂糖，醬油以不含人工添加物的為佳。

如果沒有特別說明，材料都是四人份。

準備① 使用前必須先去除艾的澀味

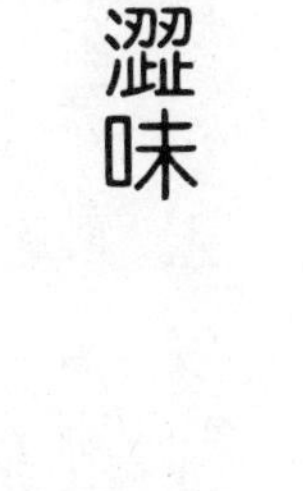

艾有強烈的澀味，也正因爲這種澀味，才令人感覺山菜特有的野趣。但是，澀味太強會刺激生理作用，因此，最好在不喪失原有風味的原則下，除去澀味，並且保留色、香及脆感。

除去葉的澀味

除了像生菜沙拉般使用生葉以外，一般而言，艾葉仍應除去澀味。在除去澀味的同時，應使葉片的色澤保持鮮艷，吃起來輕脆爽口。

①把材料5倍量的水煮沸，加一點鹽。

②在①中放入艾葉，川燙後，迅速撈起，放入冷水中，冷卻後再撈起，瀝乾水份。

如果熱水的量太少，放入艾葉川燙時，水溫會降低，使艾葉的色澤和脆感不佳。放一點鹽是使艾葉的葉綠素，和鹽的鈉離子結合，成為安定的形式，防止褐變（顏色變黑）或味覺變差。

川燙後如果不馬上撈起，餘熱會傳到葉片，就不好吃了。所以川燙後應儘速撈起，放在冷水中冷卻。

川燙後的艾葉最好一次吃完，如果吃不完，那麼，只要煮到七分熟，下次再加熱，才不致喪失原有風味和脆感。

除去莖和根的澀味

艾的莖和根，澀味極強，加上比較硬，所以除了去澀味之外，還要再蒸一下，使其變軟後再吃。

①將採集的莖和根用水洗淨。尤其根部有土壤附著，最好用刷子刷洗。

②把①放入蒸籠裏蒸2～3分鐘，再配合用途切一切，再以和艾葉相同的要領去澀味。

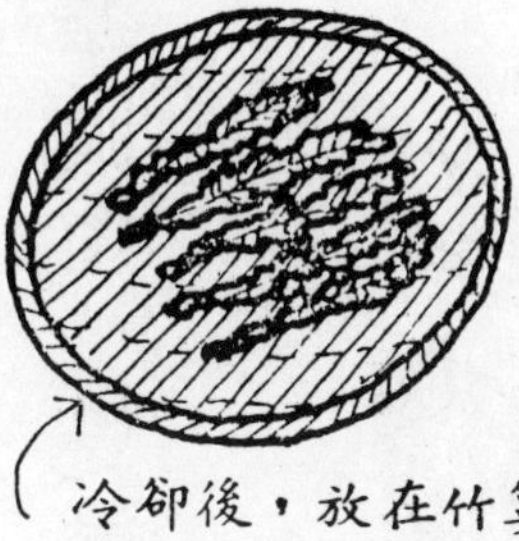
瀝乾水分

葉片去澀味

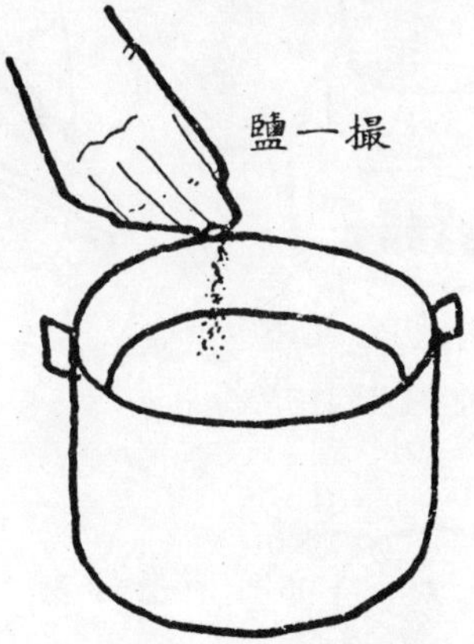

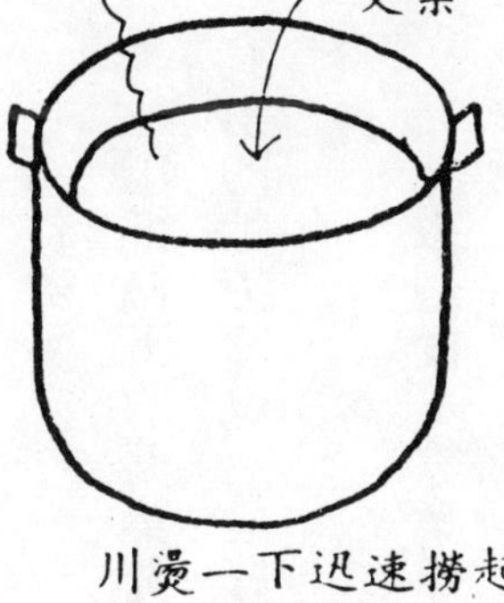
水量為材料的５倍
艾葉

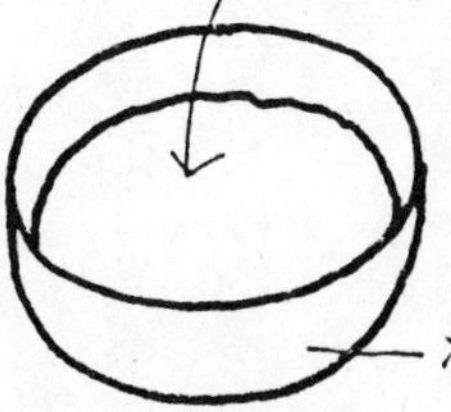
放入冷水中
冷水

莖、根去澀味

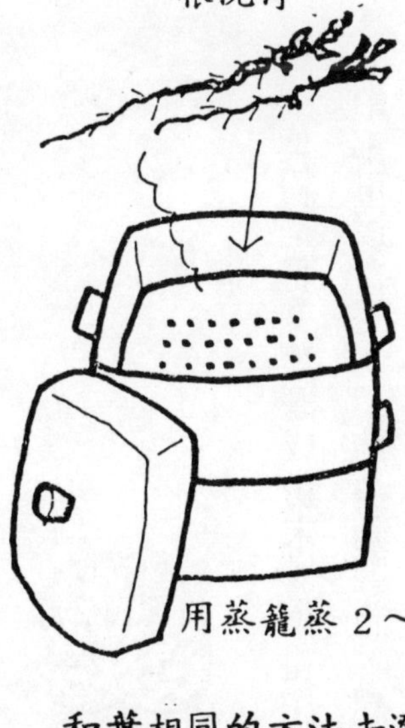
將艾的莖、
根洗淨
用蒸籠蒸２～３分鐘

和葉相同的方法去澀味

準備② 艾葉粉的做法

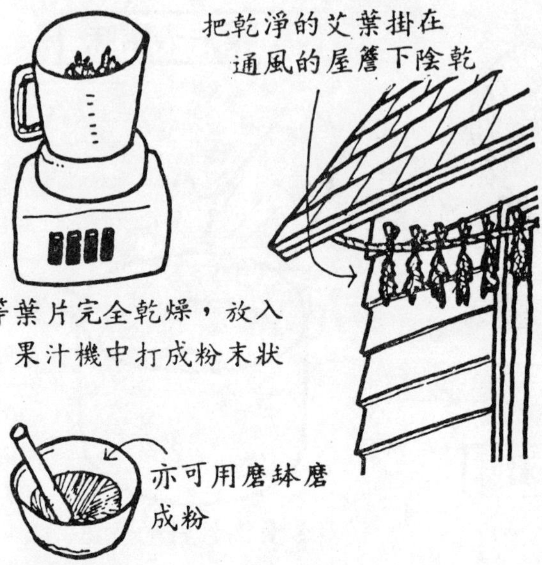
把乾淨的艾葉掛在
通風的屋簷下陰乾
等葉片完全乾燥，放入
果汁機中打成粉末狀
亦可用磨缽磨成粉

艾葉粉是將艾葉磨成粉末，摻在任何食品中都可以食用，不妨多動腦筋，想些可口的菜餚。艾葉粉的保存期長達一年，最好多加利用。

〈作法〉

①把摘下的艾葉洗淨，放在日光不會直射的地方陰乾，最好在通風良好的屋簷下。

②數週後，等葉片完全乾燥，用果汁機打成粉末狀或直接用磨缽磨成粉。

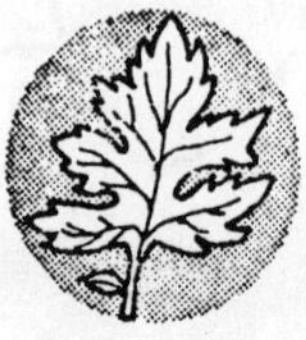

準備③ 艾葉精的做法

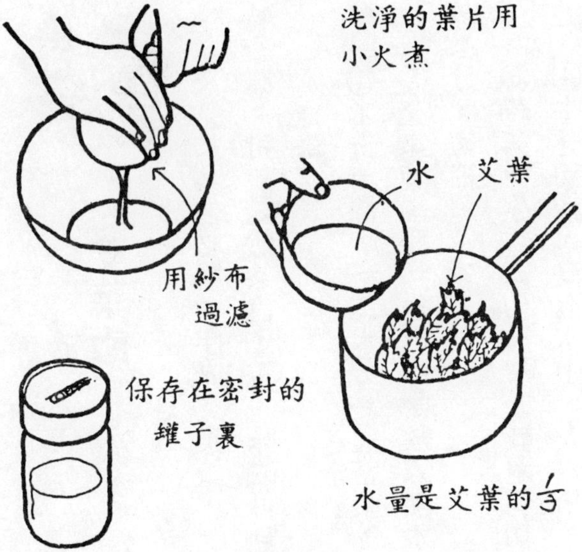
洗淨的葉片用
小火煮
水
艾葉
用紗布
過濾
保存在密封的
罐子裏
水量是艾葉的$\frac{1}{3}$

艾葉精和艾葉粉一樣，可加入各式菜餚中，尤其呈液狀的艾葉精，比粉末更易溶解。也可加入果汁或冷飲中。

＜作法＞

①將洗淨的艾葉放入鍋中，倒入葉片三分之一量的水，用小火煮。

②煮到水分變濃稠，再加水，避免煮焦。一直煮到葉片變爛，再熄火。

③用紗布過濾②，保存在密閉的容器內。

艾葉飯

艾葉加其他材料，作成艾葉飯，既可品嚐其他新鮮材料的美味，也保留艾的獨特香味，可說是兼具色、香、味的可口菜餚。

＜作法＞

①米洗一洗，瀝乾水分。通常要等30分鐘以上，煮出來的飯才又香又Q。

②艾嫩葉洗淨，加一撮鹽放入熱水中川燙，迅速撈起放在冷水中，再撈起，瀝乾水分，切細。

③蒟蒻、生香菇切薄片，紅蘿蔔切小塊，雞肉切絲。

④牛蒡切絲，浸泡水中，去澀味。

⑤油豆腐川燙，切長條。

⑥把③④⑤和高湯一起煮7～8分鐘，加油、料酒、醬油、砂糖、鹽，再煮8～10分鐘。

⑦把①和②放入電鍋中，再倒入⑥，加些水一起煮。

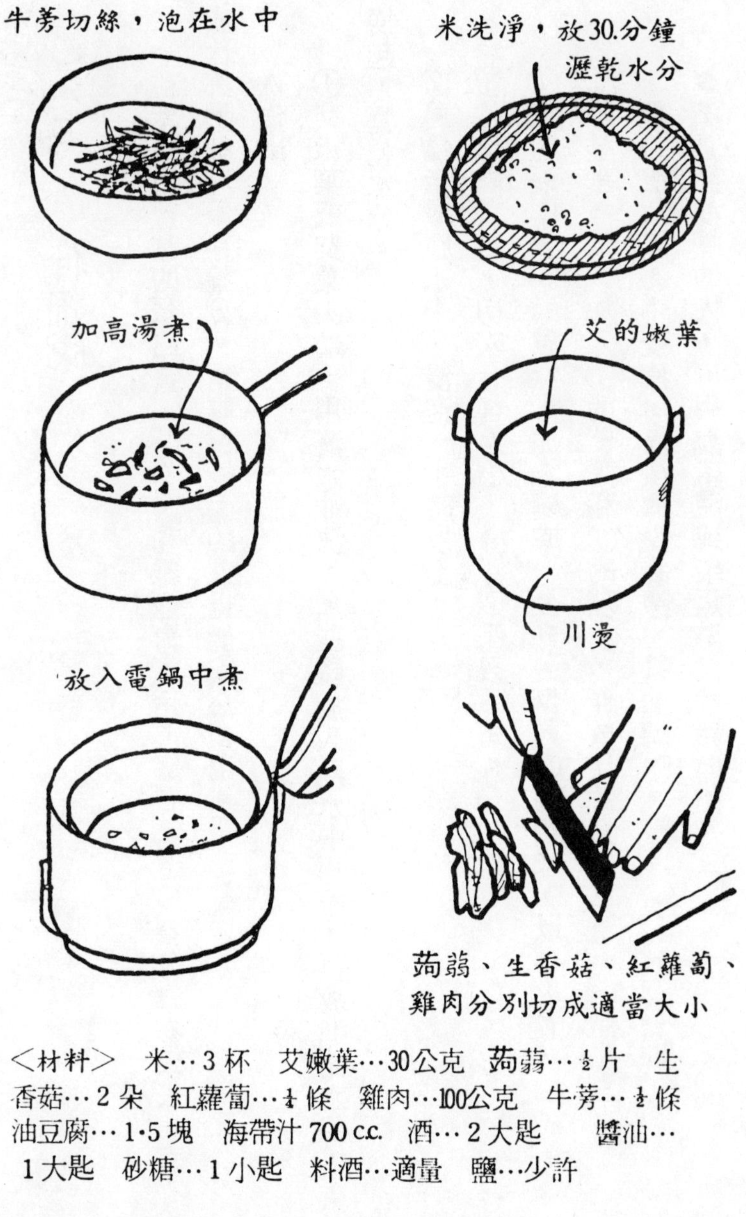
牛蒡切絲，泡在水中
米洗淨，放30.分鐘
瀝乾水分
加高湯煮
艾的嫩葉
川燙
放入電鍋中煮
蒟蒻、生香菇、紅蘿蔔、
雞肉分別切成適當大小

＜材料＞　米…３杯　艾嫩葉…30公克　蒟蒻…½片　生香菇…２朵　紅蘿蔔…¼條　雞肉…100公克　牛蒡…½條　油豆腐…1·5塊　海帶汁 700 c.c.　酒…２大匙　醬油…１大匙　砂糖…１小匙　料酒…適量　鹽…少許

什錦粥

糙米含有豐富的蛋白質、礦物質和維他命，用電鍋煮，這些養分容易喪失，煮成什錦粥就可保存養分。胃腸機能弱的人也能安心食用。

〈作法〉

①艾嫩葉或艾葉尖端，用流水沖洗，加些鹽放入熱水中川燙，再放進冷水中，撈起，瀝乾水分。

②將糙米放在水中，浸泡一小時以上。

③將豬肉煮熟，切成一口大小，湯汁則保留下來。

④在陶鍋中放③的煮汁，加水變成一公升，倒入②的糙米，以小火煮。

⑤等糙米煮軟，加入①的艾葉和③的豬肉，作成什錦粥。

⑥把味噌放入⑤中攪拌，最後加少許鹽、醬油調味。

●不喜歡油膩的人，可用海帶湯或柴魚湯代替豬肉汁。

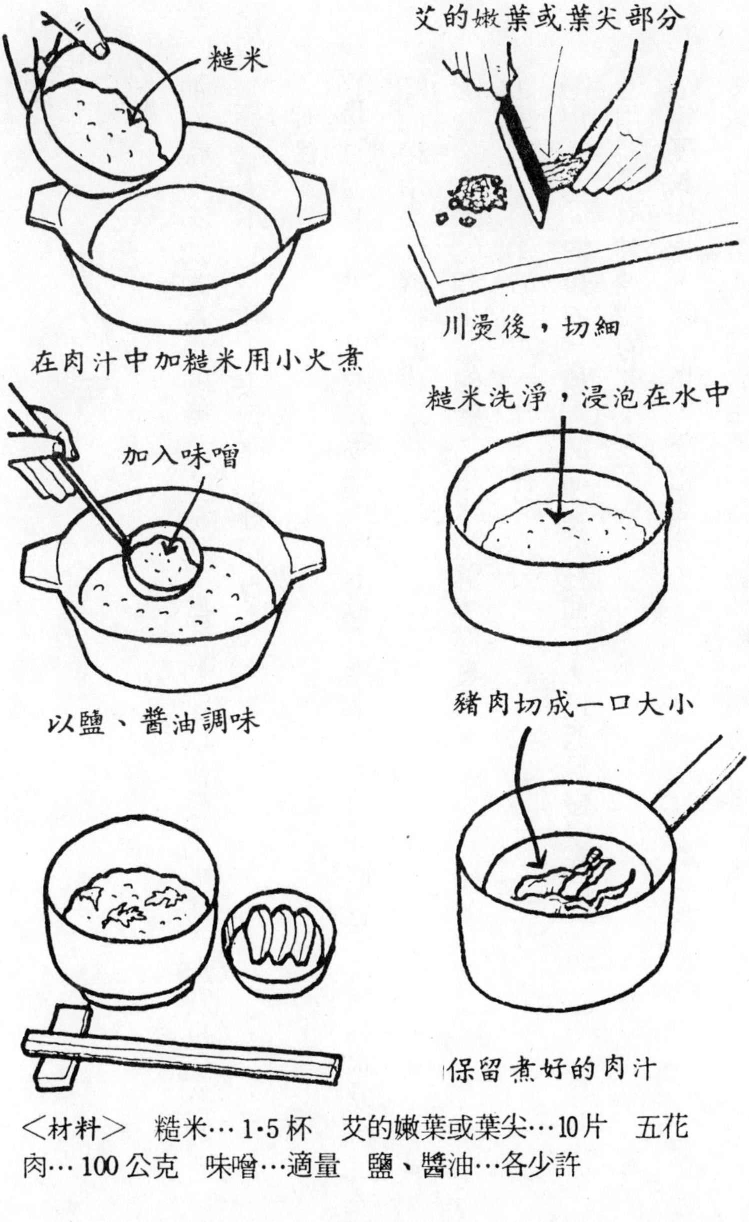
艾的嫩葉或葉尖部分
川燙後，切細
糙米洗淨，浸泡在水中
豬肉切成一口大小
保留煮好的肉汁
糙米
在肉汁中加糙米用小火煮
加入味噌
以鹽、醬油調味

<材料>　糙米…1·5杯　艾的嫩葉或葉尖…10片　五花肉…100公克　味噌…適量　鹽、醬油…各少許

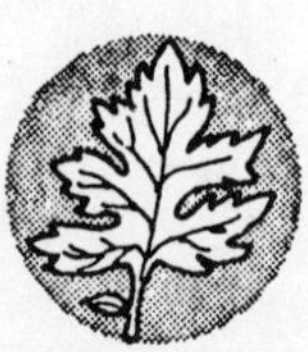

油炸艾葉

油炸時，不要選太小的嫩葉，葉片大些，炸了以後較不油膩，形狀也比較好。所以選適當大小的葉片，去澀味油炸卽可。

＜作法＞

①艾的生葉洗淨，川燙去澀味，馬上放入冷水中，冷卻後撈起，瀝乾水分。
②海帶用果汁機打成粉末狀。
③麵粉中加②和少量的鹽，用水溶解，作裹衣。
④用紙巾將①的艾葉一片片擦乾水分。
⑤用④沾③的裹衣，放入麻油或菜籽油中，以低溫慢慢炸。
⑥用筷子撥動油中的艾葉。
⑦等裹衣炸脆，就撈起，瀝乾油分。

●以山芋沾裹衣，或者用蕎麥粉代替麵粉，別有一番風味。

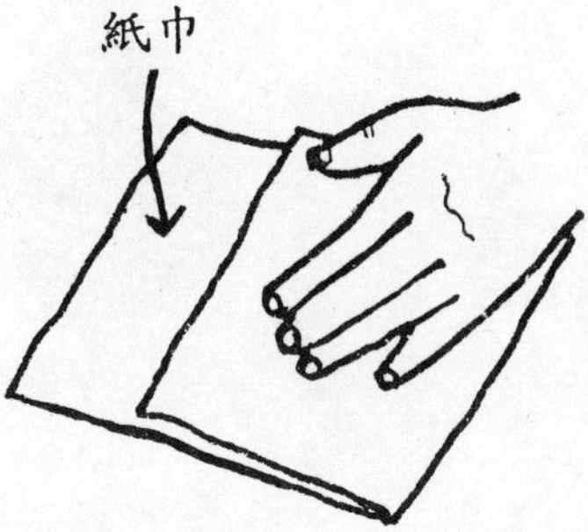

將葉片的水分完全擦乾

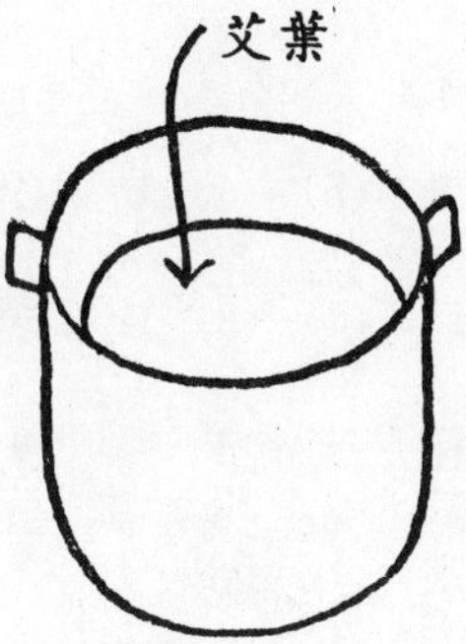

川燙去澀味

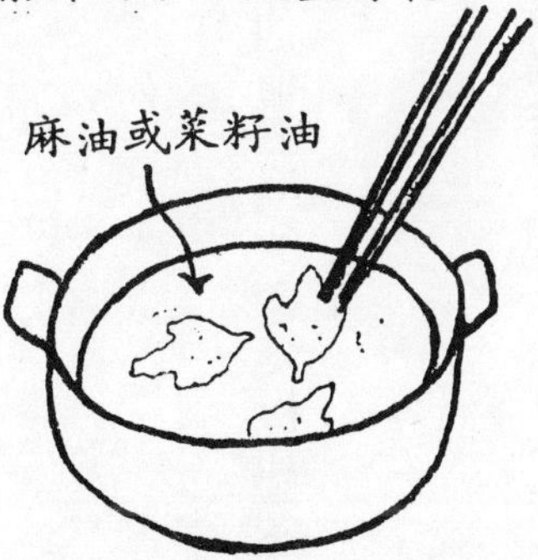

以低溫慢慢作

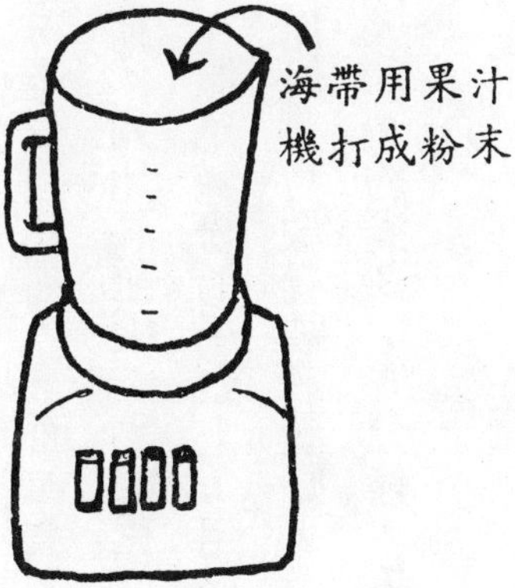

等裹衣炸脆，撈起，
瀝乾油分

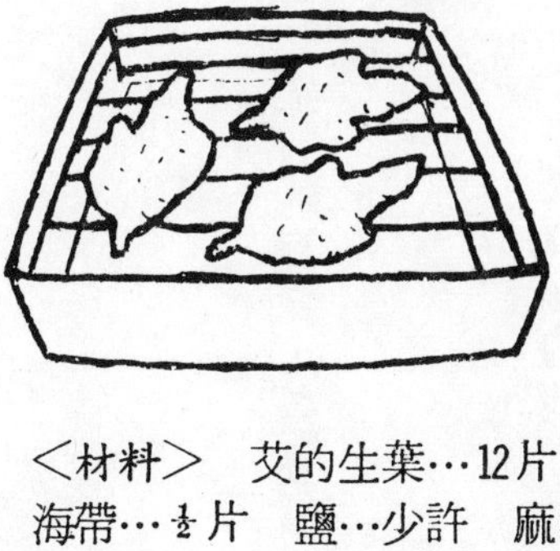

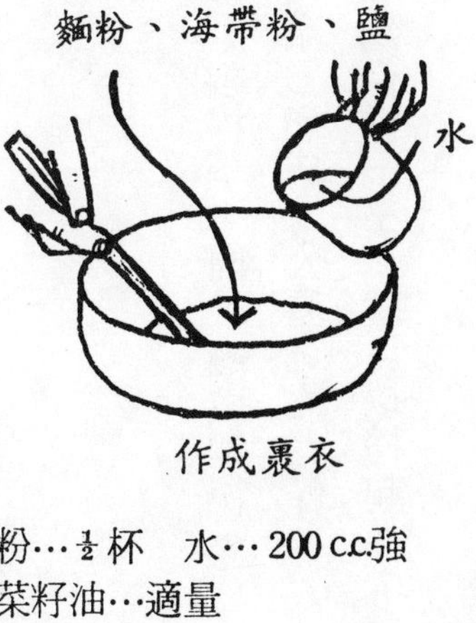

作成裹衣

＜材料＞　艾的生葉…12片　麵粉…$\frac{1}{2}$杯　水…200 c.c.強
海帶…$\frac{1}{2}$片　鹽…少許　麻油或菜籽油…適量

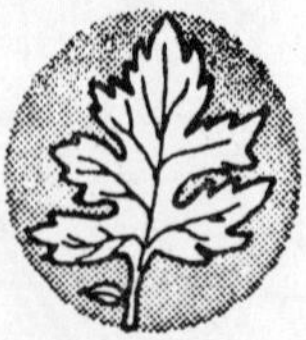

艾麵

含豐富蛋白質、維他命B羣的蕎麥粉加艾葉粉，作成風味獨特的麵食，營養價值很高，適合作爲主食。

〈作法〉

①用一較大的容器裝蕎麥粉和艾葉粉（作法參考第5章），倒入200 c.c.的熱水，用筷子攪拌到有黏性。

②接著，一面看兩種粉能否捏成團，一面加水。

③把②用手掌大力搓揉，到比耳垂硬一點的程度。

④把③分成幾塊，放在撒了麵粉的平台上，用桿麵棍桿平，同時邊撒麵粉。

⑤把④桿成2～3公厘厚，再像疊被般疊好，用菜刀切成3公厘寬的長條。

●煮時，在熱水中放入⑤，約煮2～3分鐘，等麵條浮上來，就可以撈起。

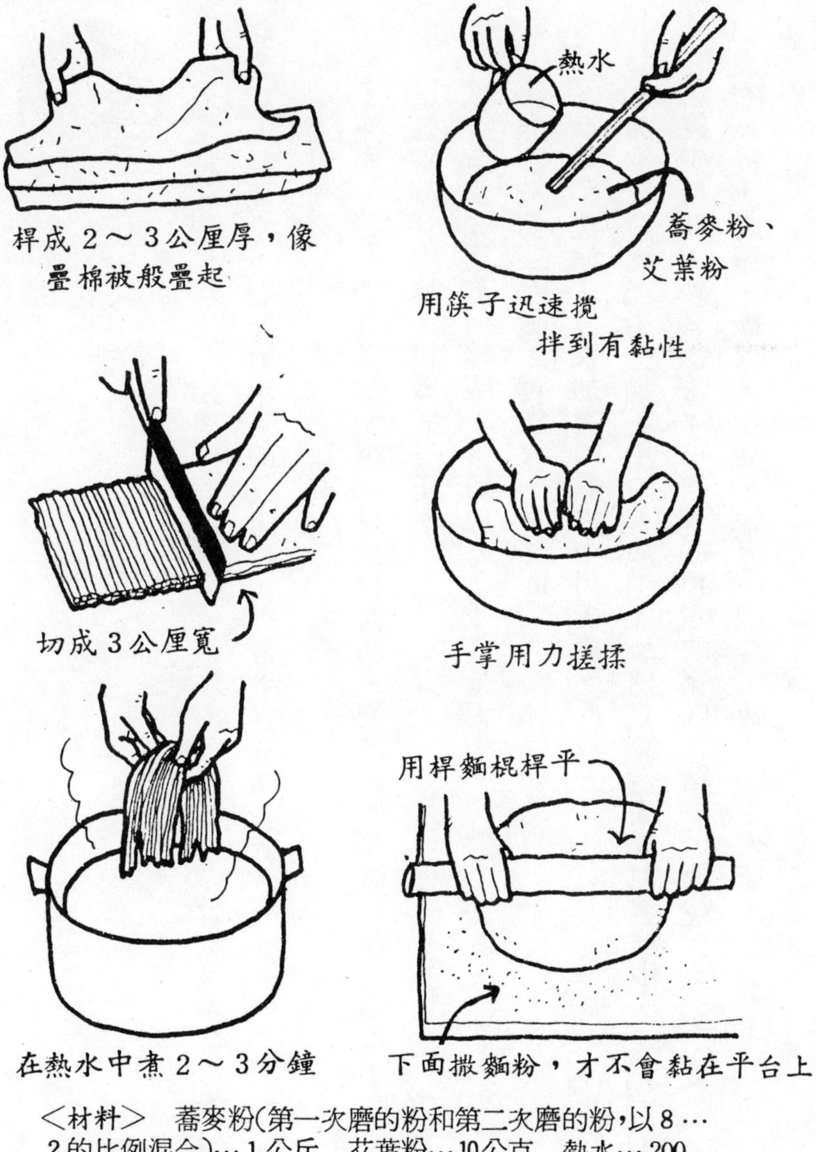
熱水
蕎麥粉、
艾葉粉
用筷子迅速攪
拌到有黏性
手掌用力搓揉
用桿麵棍桿平
下面撒麵粉，才不會黏在平台上
桿成2～3公厘厚，像
疊棉被般疊起
切成3公厘寬
在熱水中煮2～3分鐘

＜材料＞　蕎麥粉(第一次磨的粉和第二次磨的粉,以8…2的比例混合)…1公斤　艾葉粉…10公克　熱水…200c.c.　麵粉…適量

炒什錦

這是將艾葉和豬肉、雞肉、各種蔬菜一起炒的菜餚。可充分提供肉類的蛋白質和蔬菜的維他命，對體力不足的人來說，是最適合的營養餐。

〈作法〉

①雞肉、豬肉切成適當大小，以少許醬油、酒調味，再撒少量太白粉。

②紅蘿蔔切小塊，稍微煮一下。

③小黃瓜先用刀柄輕敲，再切成3～4公分大小。

④洋蔥縱切二等分，再切片。

⑤艾嫩葉洗淨，放入加鹽的熱水中川燙後，撈起。

⑥加油於炒鍋或平底鍋，用大火炒①，炒熟立刻倒入其他容器中。

⑦鍋中放油，炒②③④，再加入⑤和⑥的雞肉、豬肉繼續炒。

⑧最後，將鹽、砂糖、醬油、太白粉混合，放入⑦中勾芡。

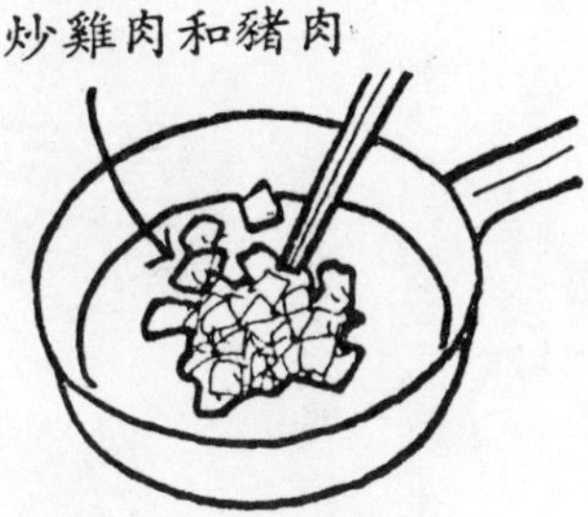

炒熟後，起鍋

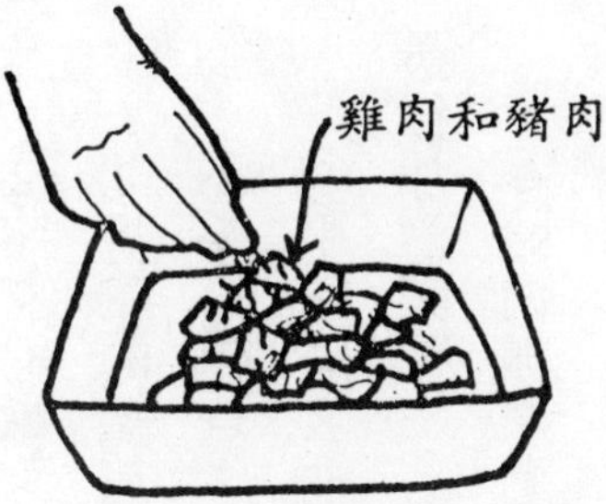

調味後，加些太白粉

炒蔬菜，再倒入豬肉和
雞肉一起炒

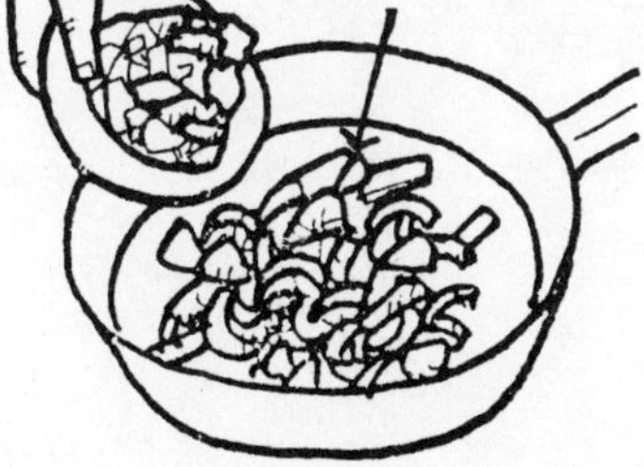

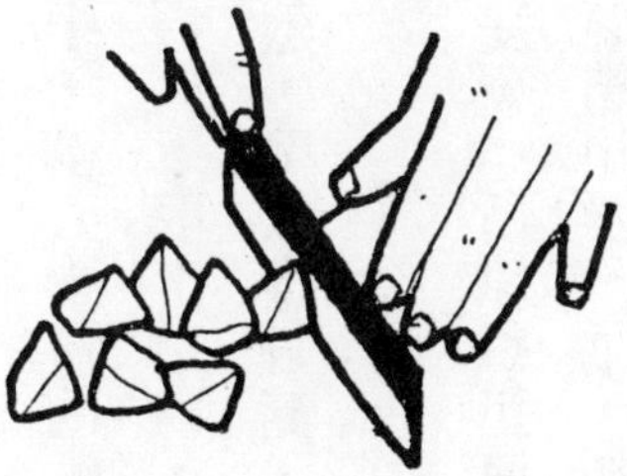

紅蘿蔔、小黃瓜、洋
蔥切一切

鹽、砂糖、醬油、
太白粉混合

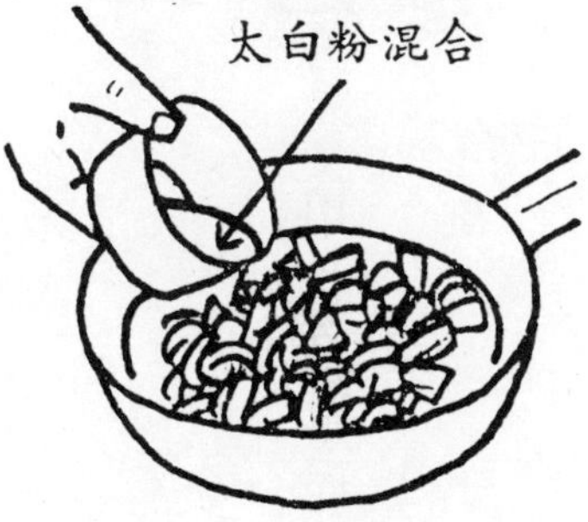

勾芡後上菜

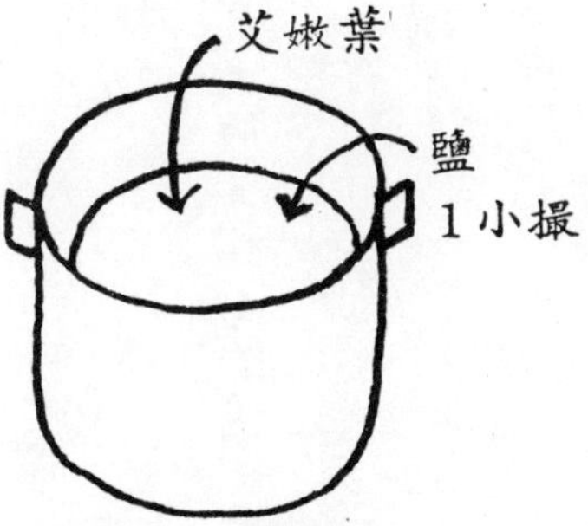

川燙

<材料>　艾嫩葉…60公克　雞肉、豬肉…各100公克　紅蘿蔔…½條　小黃瓜…1條　洋蔥…1個　沙拉油…1大匙　太白粉…少量　醬油、酒、鹽、砂糖…各少許

炒蛤肉

這道菜含豐富鈣質，適合虛弱體質和精力不足的人食用。若無法採集到艾的嫩芽，可用艾的嫩葉代替。

〈作法〉

①蛤的外殼用水洗淨，泡入鹽水中吐砂。

②將艾的嫩芽或嫩葉及金針菇洗淨，撈起，瀝乾水分。

③把①的蛤放入鍋中，倒入少量的酒，加熱。

④等蛤開口，立刻熄火，取出蛤肉，放入容器中。

⑤平底鍋放油，加熱，倒入金針菇，快炒。接著，放艾和④的蛤，再炒一下，最後加酒調味。

●蛤肉加熱過久會變硬，所以應迅速加熱後起鍋。此外，也可以將綠蘆筍川燙一下，加入蛤肉中炒。

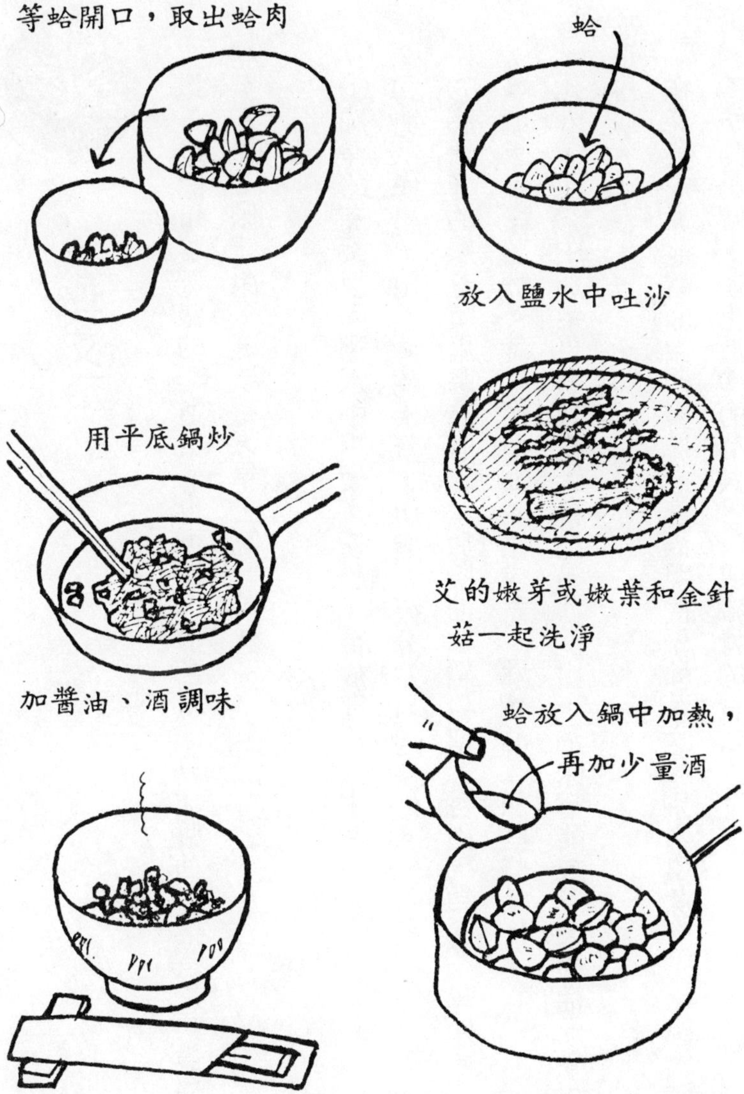

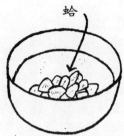

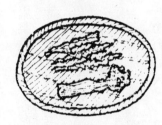

放入鹽水中吐沙
艾的嫩芽或嫩葉和金針
菇一起洗淨
蛤放入鍋中加熱，
再加少量酒
等蛤開口，取出蛤肉
用平底鍋炒
加醬油、酒調味

＜材料＞　蛤（帶殼）…600公克　艾的嫩芽或嫩葉…300公克　金針菇…1束　醬油、酒、沙拉油…各適量　鹽…少許

涼拌艾葉

這是最簡單又不錯的一道菜。也可以不摻芝麻，只加醬油、柴魚片，最適合當作早餐。爲常保健康，應該每天早上吃一碗。

＜作法＞

①洗淨的艾葉放入鹽水中川燙，撈起，再放進冷水中。

②把①撈起，用手擰乾水分，切成3公分左右的長度。

③將炒好的黑芝麻用磨缽磨碎，加醬油、黑砂糖、料酒，和②一起拌。

●如果不拌芝麻，就直接把②盛在容器，淋醬油，加些柴魚片。

此外，在②中加柴魚湯調味，再把湯汁倒出，沾味噌醋或芥末醬油、薑末醬油吃也可以。

在艾葉中加泡軟的裙帶菜絲或蒸酒雞肉絲拌著吃，別有風味。

不妨動動腦，變化涼拌的菜式，做成獨特的食譜。

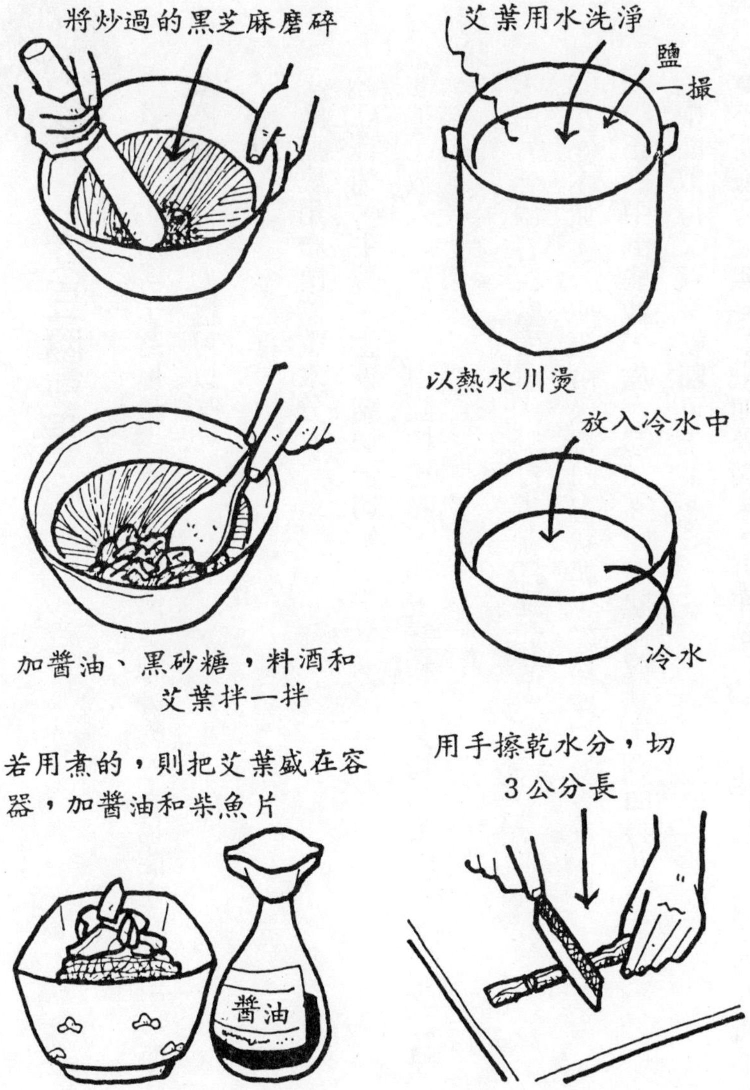

艾葉用水洗淨

一撮
以熱水川燙
放入冷水中
冷水
用手擦乾水分，切
3公分長
將炒過的黑芝麻磨碎
加醬油、黑砂糖，料酒和
艾葉拌一拌
若用煮的，則把艾葉盛在容
器，加醬油和柴魚片

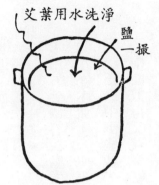

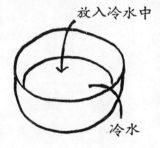

＜材料＞　艾葉…60公克　黑芝麻、醬油、黑砂糖、料酒…各適量　鹽…少許

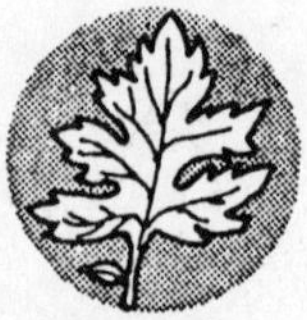

艾豆腐煎蛋

營養均衡，所含卡路里量也適當，即使是肥胖的人，也能安心食用。而且味道淡，須控制鹽分的人也可以吃。

＜作法＞

①嫩豆腐用布巾擦乾水分。
②紅蘿蔔、牛蒡、生香菇切一切。
③把①放入容器中，用飯杓搗碎，加上②和艾葉粉、太白粉，以少許鹽、砂糖調味。
④用另一個容器盛蛋白，以打蛋器打到起泡。
⑤在③中加④，使蛋白保持起泡狀態，輕輕拌勻。
⑥平底鍋中倒些油，放入⑤，弄好形狀，煎熟了翻面再煎。
⑦兩面煎得又鬆又軟卽可上菜。
●不要煎得太焦。如果加糖調味，可作點心；若加醬油，則作爲普通菜餚。

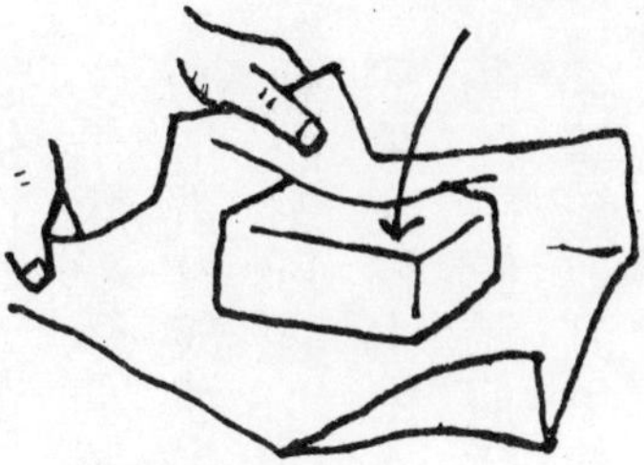
嫩豆腐

用布巾擦乾水分

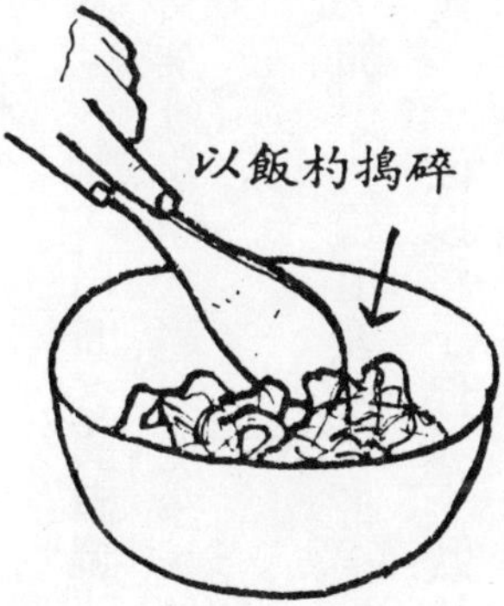
以飯杓搗碎

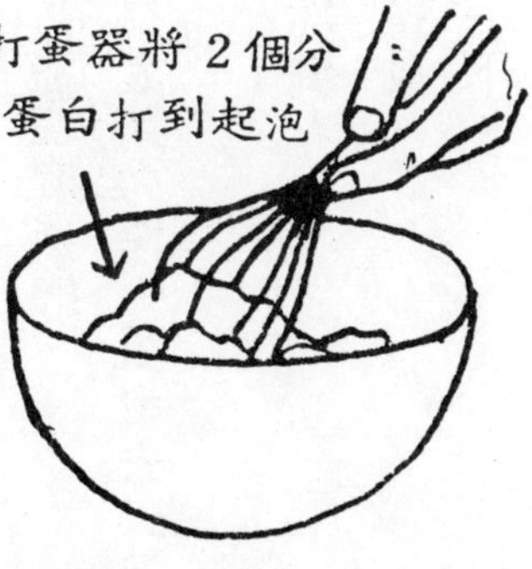
用打蛋器將2個分
的蛋白打到起泡

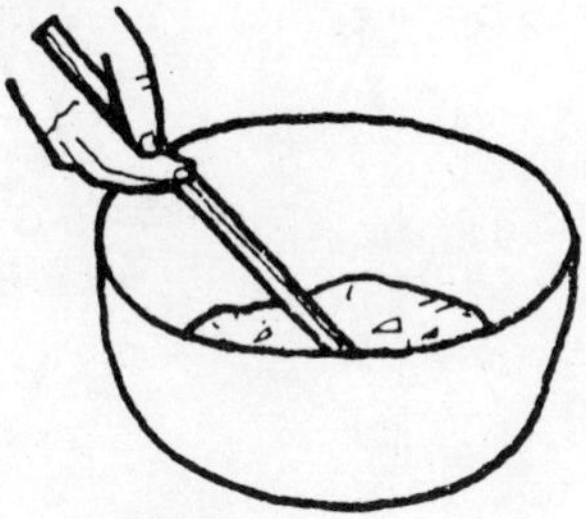

輕輕拌勻

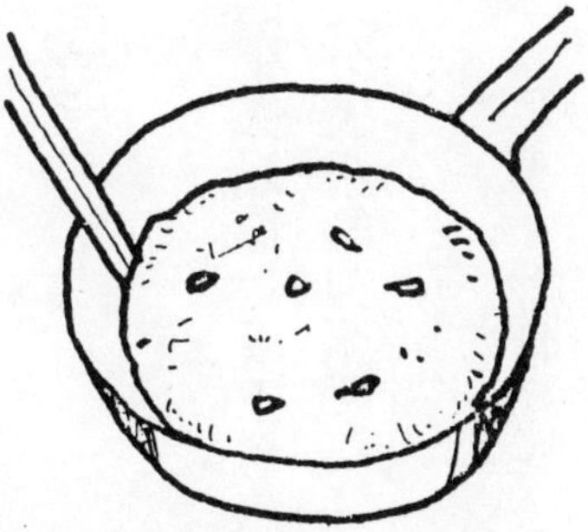

整理好形狀，煎熟了翻面

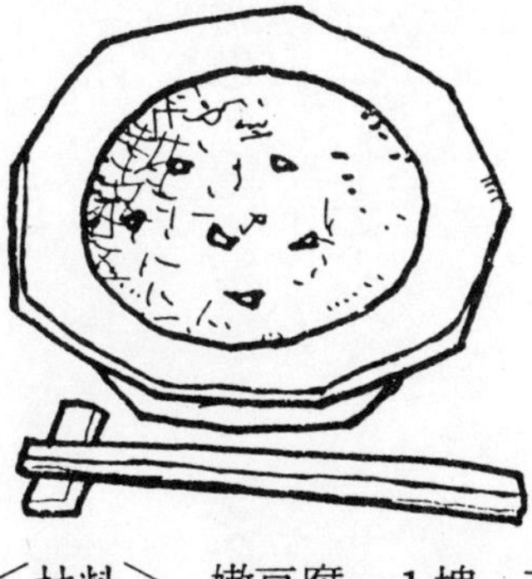

＜材料＞　嫩豆腐…1塊　艾葉粉…2大匙　紅蘿蔔…30公克　牛蒡…20公克　生香菇…2朵　蛋白…2個分　太白粉…1大匙　砂糖、鹽、沙拉油…各少許

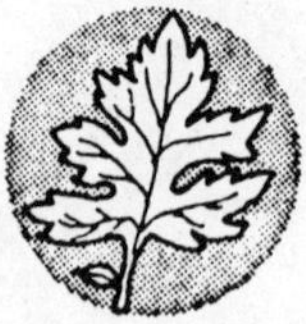

艾葉蛋包

煎荷包蛋，以專用的平底鍋煎，既不會焦，形態也好看。這道菜是以2個分的蛋，煎成直徑約18～20公分大小的煎蛋。

＜作法＞

①作艾葉粉（參考本章的艾葉粉作法）。

②洋葱、培根切成細末。

③生香菇去蒂，切成細末。

④平底鍋抹油，倒入②、③，以鹽、胡椒調味，盛在容器內。

⑤把蛋打成汁，加艾葉粉和鹽，輕輕攪拌。如果太用力拌，蛋會失去黏性，變得較軟而不可口。

⑥平底鍋中倒入油，加熱，冒出煙後，將⑤全部倒入。

⑦將平底鍋前後搖動，一面以筷子作漩渦狀的攪動。

⑧等⑦煎到半熟，倒入④，從兩端包起，再煎一下。

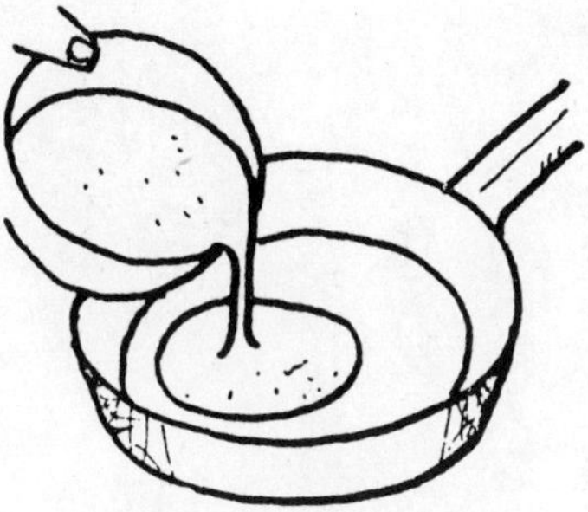

把蛋汁全部倒入

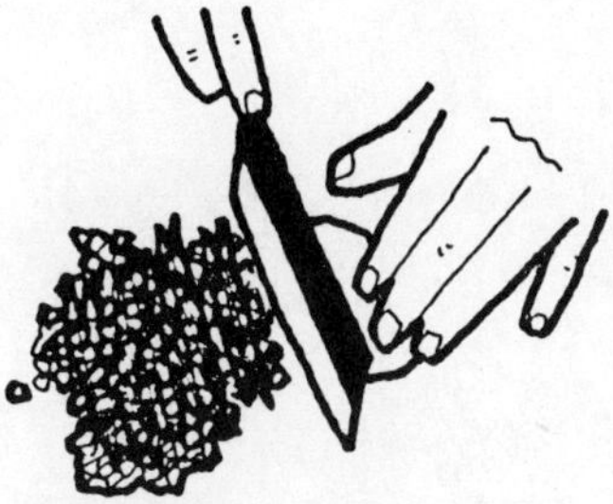

洋葱、培根、生香菇切末

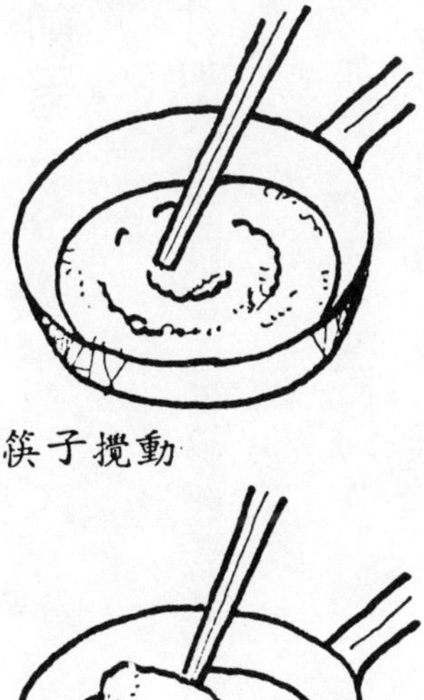

用筷子攪動

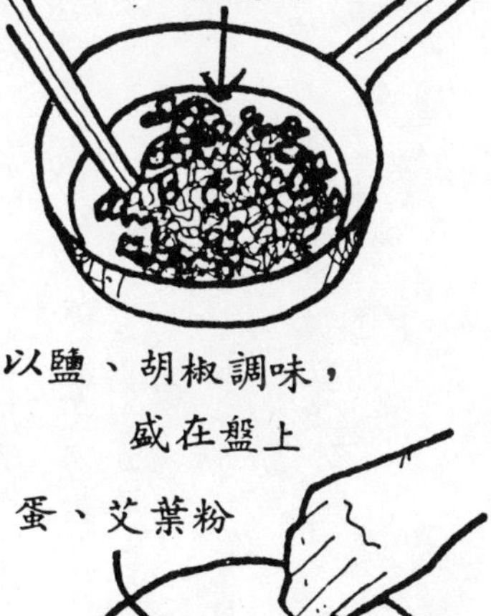

以鹽、胡椒調味，
盛在盤上

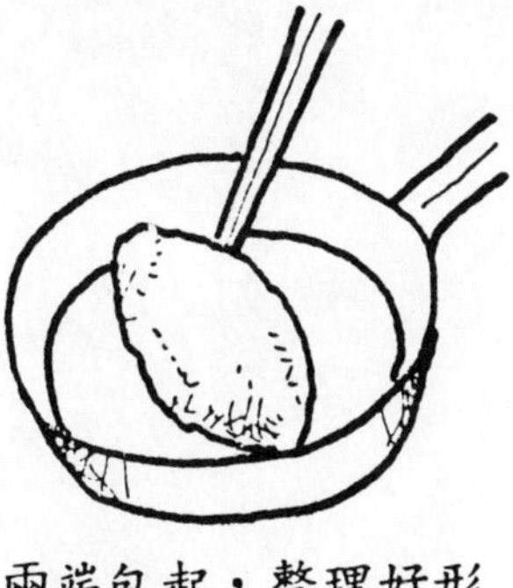

從兩端包起，整理好形態，再煎熟

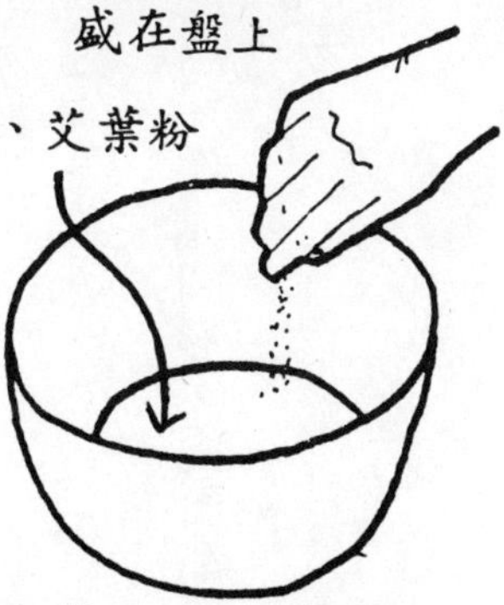

加少許鹽，輕輕攪拌

＜材料・1人份＞　蛋…2個　艾葉粉…1小匙　洋葱…半個　培根…½片　生香菇…½小朵　沙拉油…1小匙　鹽、胡椒…各少許

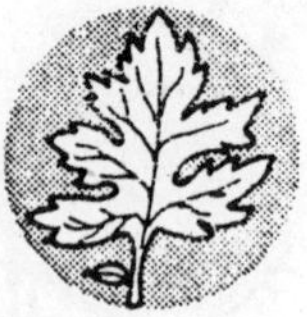

什錦煎蛋

勾芡的什錦煎蛋，可加入各式蔬菜。若以沙拉醬代替勾芡，則別有一番風味。

＜作法＞

①將蛋打入容器中，加酒、薑汁、鹽拌勻。

②洋蔥、紅蘿蔔、竹筍和泡軟的香菇切絲。

③艾嫩葉洗淨，放入鹽水中川燙，撈起後放入冷水中，再撈起瀝乾水分。

④鍋裏放2大匙油加熱，放入②炒，再盛在容器上。

⑤在①的蛋中加③④。

⑥用④的鍋加3大匙油，加熱後，倒入⑤拌勻，作成圓形，兩面都要煎。

⑦把勾芡材料放入鍋中煮，煮後淋在⑥上。

●趁熱勾芡，上菜。

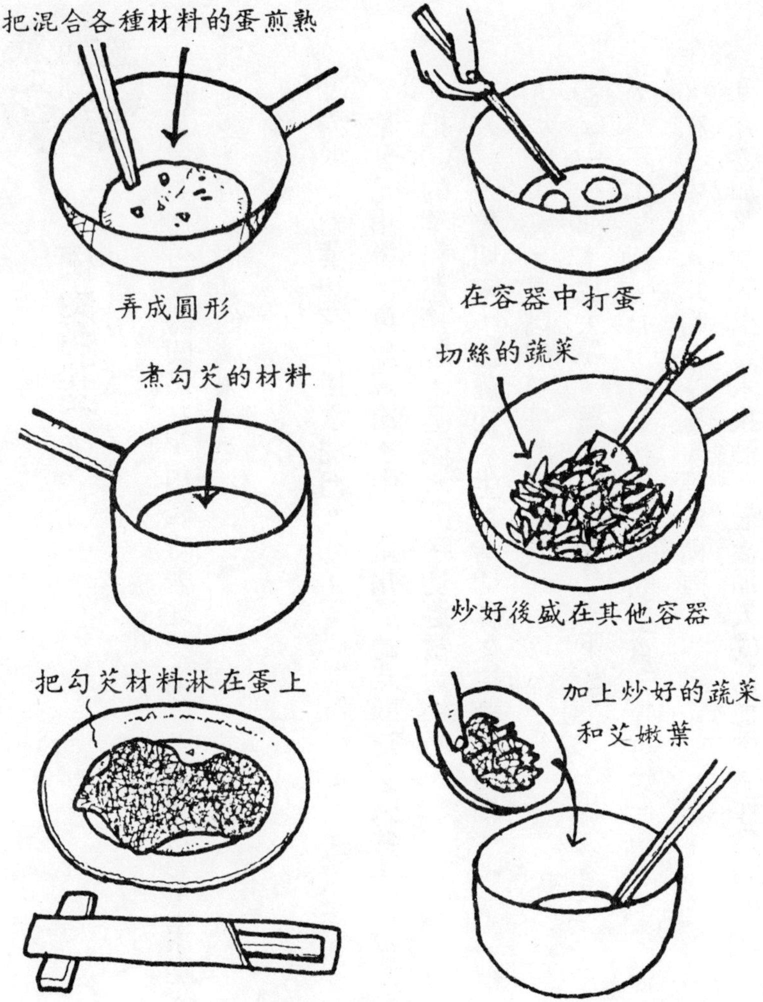
把混合各種材料的蛋煎熟
弄成圓形
在容器中打蛋
煮勾芡的材料
切絲的蔬菜
炒好後盛在其他容器
把勾芡材料淋在蛋上
加上炒好的蔬菜
和艾嫩葉

＜材料＞　蛋…4個　艾嫩葉…20公克　洋葱、紅蘿蔔、香菇（水煮）…各60公克　生香菇…1大朵　薑汁…1小匙　酒、鹽…各少量　酒…5大匙

勾芡／太白粉…2小匙　水130 c.c.　鹽…⅓小匙　醬油…½大匙　蕃茄醬…2大匙

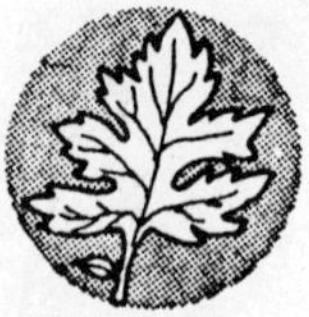

梅肉甜艾

由於密封，可長時間保存，用餐時若缺一道菜，隨時可派上用場。爲避免鹽分攝取過多，可改用其他調味料。

＜作法＞

①摘取艾的葉和莖，用水洗淨。

②葉子先川燙，再放入冷水中。莖川燙的時間比葉久些，再放進冷水裏。

③把②的葉和莖撈起，瀝乾水分，切適當大小。

④大蒜、薑切末，紅蘿蔔、生香菇切絲，裙帶菜切細。

⑤梅子去籽，果肉用刀子敲成泥狀。

⑥鍋中抹油，放大蒜、薑、紅蘿蔔炒一下。

⑦炒好紅蘿蔔，加③的葉和莖、④的生香菇等再炒。

⑧在⑦中加入味噌、蜂蜜、黑砂糖煮。

⑨在⑧加醬油、少量水果酒，最後加入⑤的梅肉，作爲防腐劑。

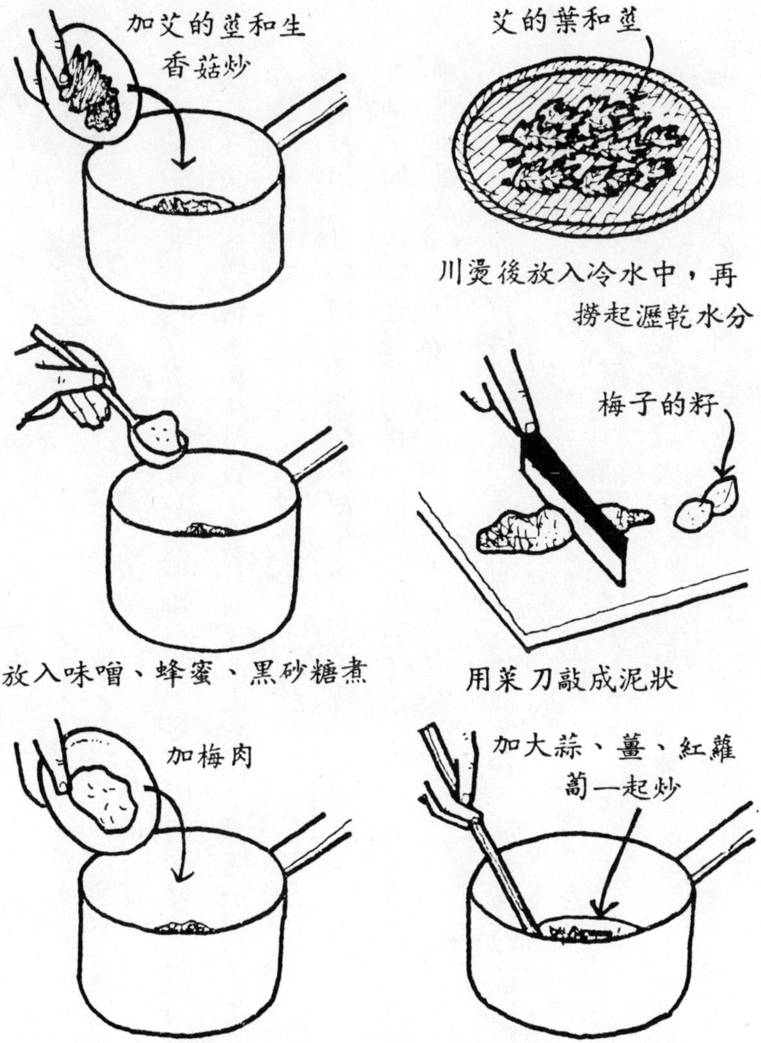
加艾的莖和生香菇炒
艾的葉和莖
川燙後放入冷水中，再撈起瀝乾水分
梅子的籽
放入味噌、蜂蜜、黑砂糖煮
用菜刀敲成泥狀
加梅肉
加大蒜、薑、紅蘿蔔一起炒

＜材料＞　艾的葉和莖…30公克　紅蘿蔔…5公分　生香菇…2朵　裙帶菜…少量　梅子…大1個　味噌、醬油、蜂蜜、黑砂糖、水果酒…各少許　大蒜、薑、沙拉油…各少許

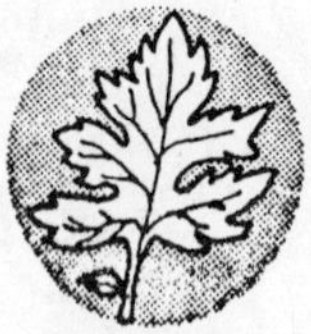

辣味艾根

艾的根澀味重，又苦，不像葉的利用範圍廣，可是所含成分和人參相同，有增進健康的效果。同時含大量纖維質，適合便秘的人食用。應先去澀味後烹調。

＜作法＞

①把挖出的艾根用刷子洗淨，泡在水中數小時去澀味。

②把①的艾根和紅蘿蔔切絲，再把艾根放在水中浸泡數小時。

③紅辣椒去籽，切塊。

④鍋中放麻油，加熱，放入泡過水的艾根和紅蘿蔔，加入③的紅辣椒，用大火炒到水分乾了爲止。

⑤在④加醬油、黑砂糖、料酒調味，以小火煮。

⑥等⑤充分入味，變軟，熄火，盛在容器內，撒柴魚片。

●可用薑末來代替紅辣椒。

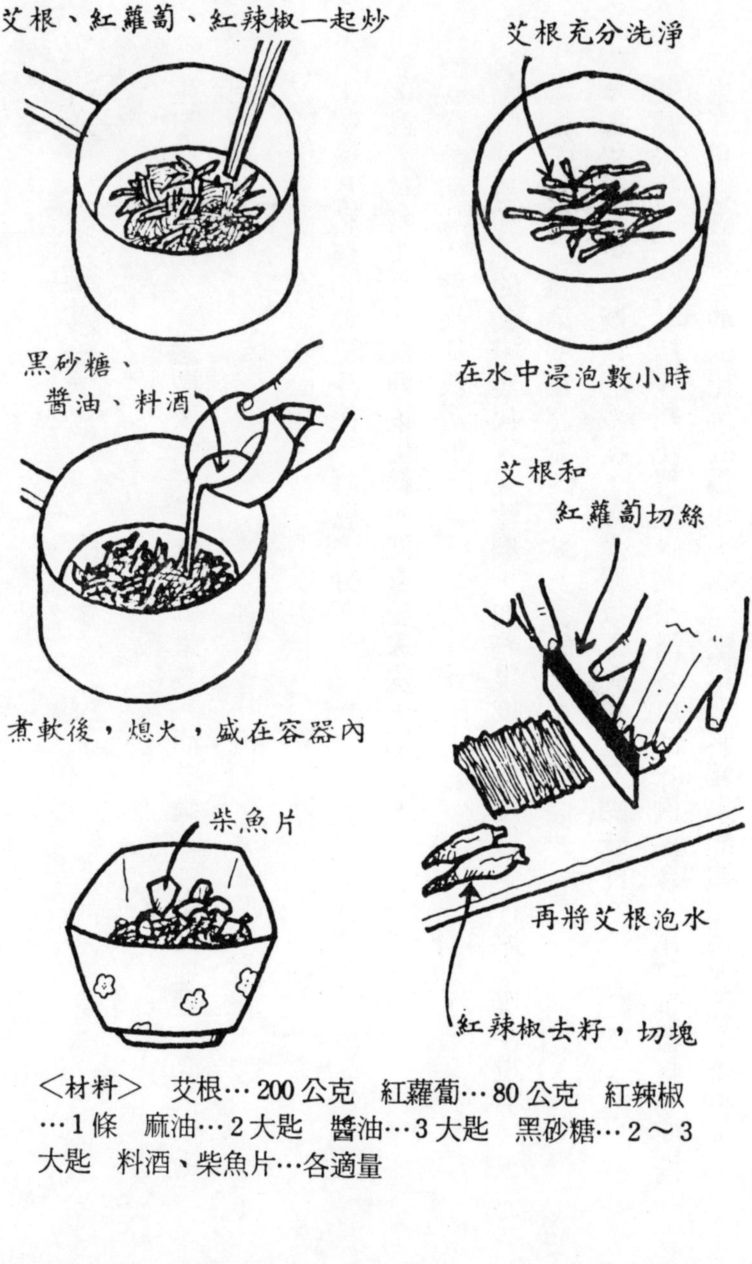
艾根、紅蘿蔔、紅辣椒一起炒
艾根充分洗淨
在水中浸泡數小時
黑砂糖、
醬油、料酒
艾根和
紅蘿蔔切絲
煮軟後，熄火，盛在容器內
柴魚片
再將艾根泡水
紅辣椒去籽，切塊

＜材料＞　艾根…200公克　紅蘿蔔…80公克　紅辣椒…1條　痲油…2大匙　醬油…3大匙　黑砂糖…2～3大匙　料酒、柴魚片…各適量

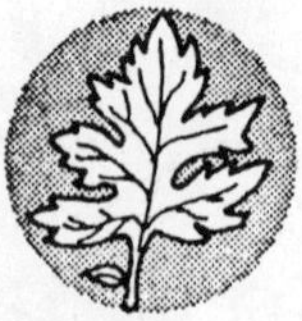

艾葉沙拉

生吃艾葉沙拉，宜選擇較軟、澀味少的嫩葉。而艾調味汁對高血壓、成人病的防治也有效。

〈作法〉

①艾嫩葉和蘿蔔嬰洗淨後，瀝乾水分。

②高麗菜葉1片，洗淨後切絲。紅蘿蔔去皮，切絲。

③洋蔥切片，蘋果切成扇形。

④將草莓和①的艾嫩葉放入果汁機，加些現成的沙拉醬，作成艾葉沙拉醬。

⑤把①②③的蔬菜盛在容器內，淋上④的艾葉沙拉醬。

●如果想吃味道淡些的沙拉，可使用以下介紹的艾調味汁。

艾調味汁——艾葉精、紅花籽油、蘋果醋各1的比例混合，用打蛋器打勻。冷虛症患者可把紅花籽油的比例改爲3，高血壓患者將蘋果醋的比例改爲3調製。

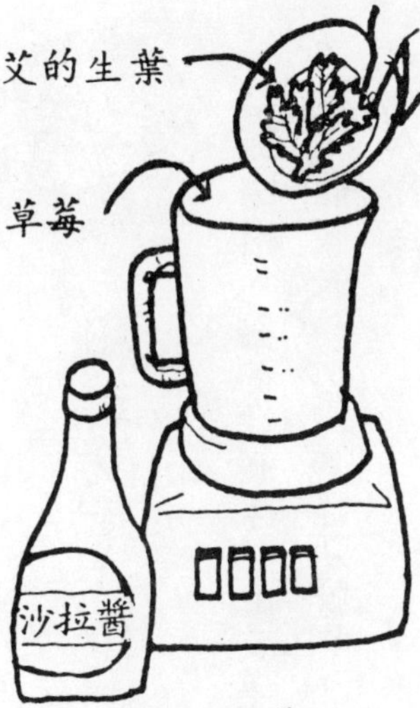

作艾沙拉醬

艾的嫩葉、蘿蔔嬰

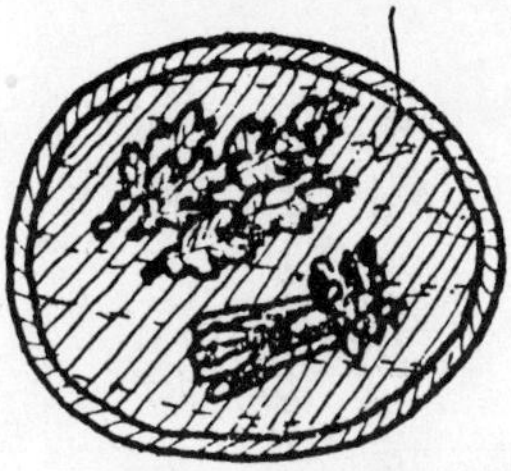
洗淨、瀝乾水分

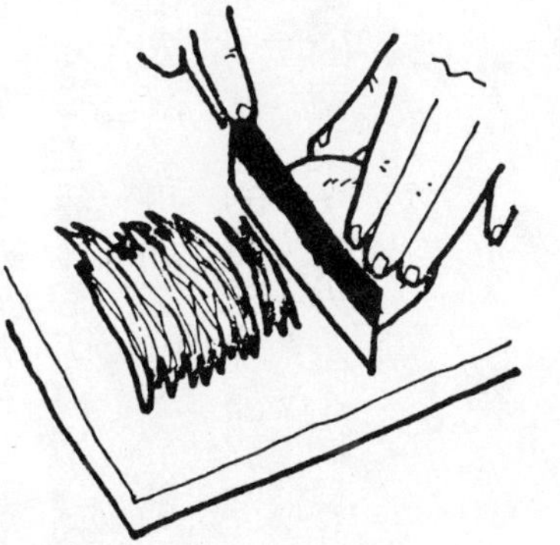
紅蘿蔔、高麗菜洗淨，切絲

艾沙拉醬

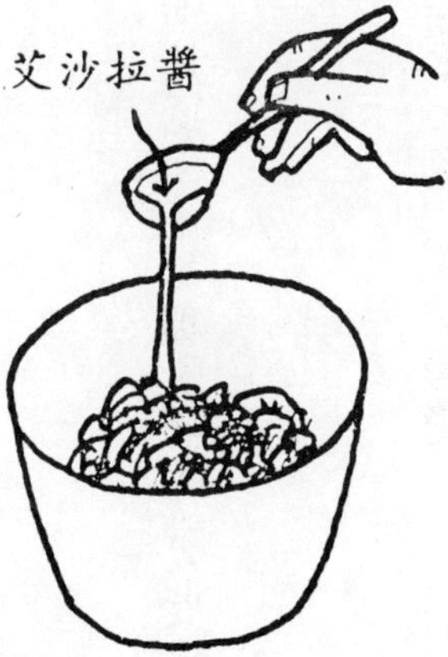
好了，上菜！

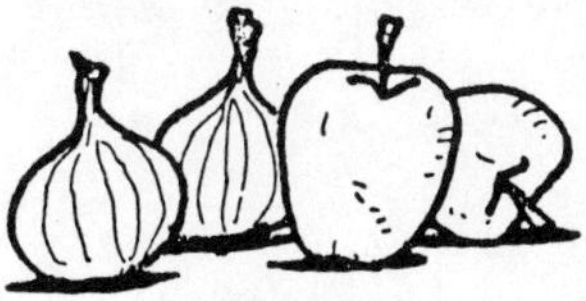
洋蔥切薄片，蘋果切扇形

＜材料＞ 艾嫩葉…1把 蘿蔔嬰…½束 高麗菜…小⅛個 紅蘿蔔…¼條 洋葱…¼個 蘋果…¼個 草莓…大2個 沙拉醬…5大匙

和式艾葉沙拉

以味噌、醬油作調味料的艾葉沙拉，別具風味。艾葉所含的維他命C，會因存放過久而喪失，所以應趁新鮮吃。

＜作法＞

①採艾葉尖端較軟的部分，洗淨，泡冷水，咬起來才會脆。

②將玉蕈、金針菇整束放入熱水中川燙，再放入冰水中，撈起後瀝乾水分。

③把②的玉蕈去蒂，分開。金針菇切約3公分長。

④碗裏放油，慢慢倒入醋，再加味噌、砂糖、醬油拌勻。

⑤把①和③盛在盤上，淋④的調味汁卽成。

●像艾或其他有澀味的蔬菜，可淋上不同風味的調味汁。

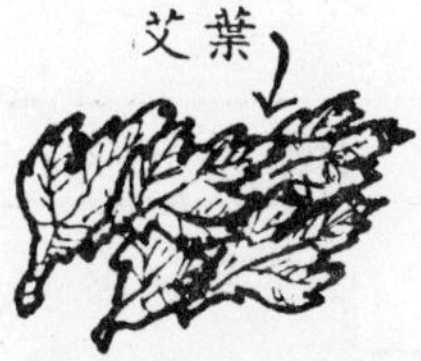

利用葉尖軟的部分，
洗淨後泡在冷水

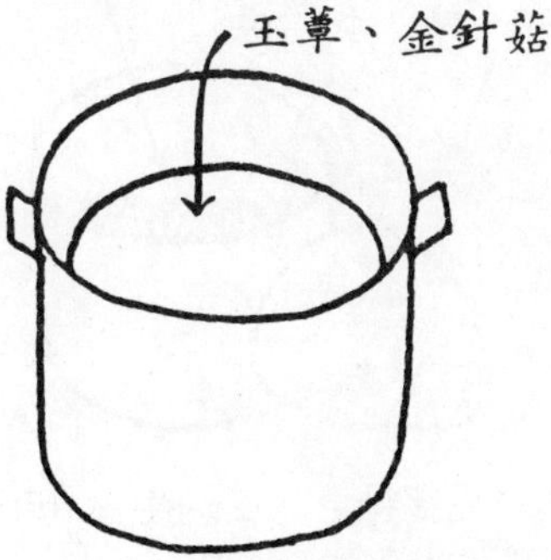

整株川燙

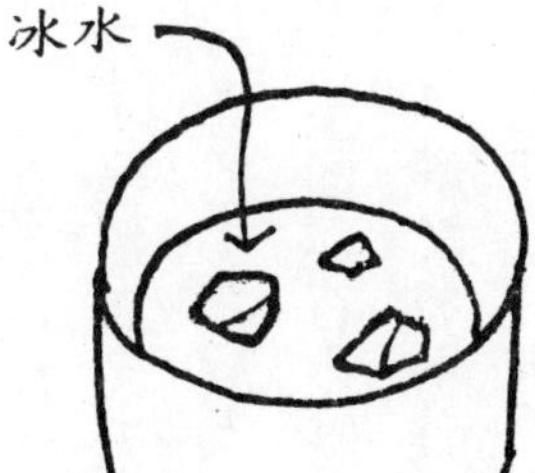

放入冰水
中，撈起後瀝乾水分

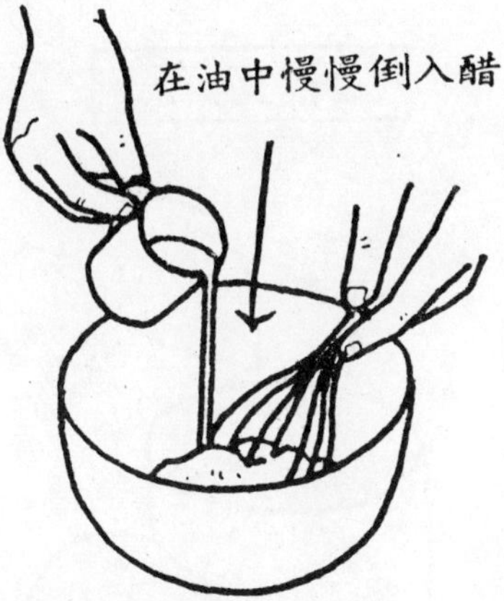

再加味噌、砂糖、
醬油拌勻

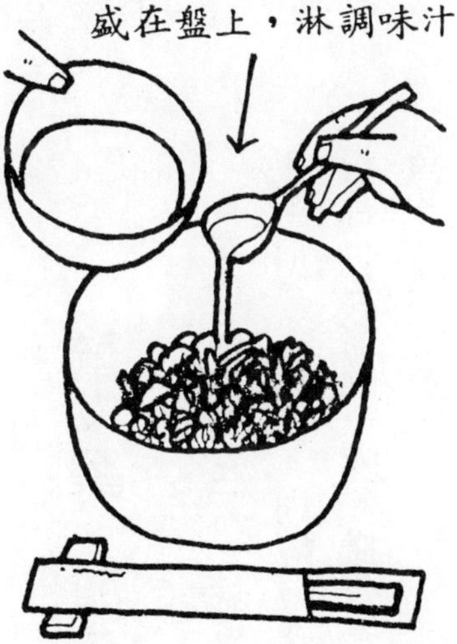

＜材料＞　艾葉尖…40公克　玉蕈…½袋　金針菇…½束
調味汁／醋、沙拉油…各1小匙　味噌…⅔小匙　砂糖…½小匙　醬油…½小匙

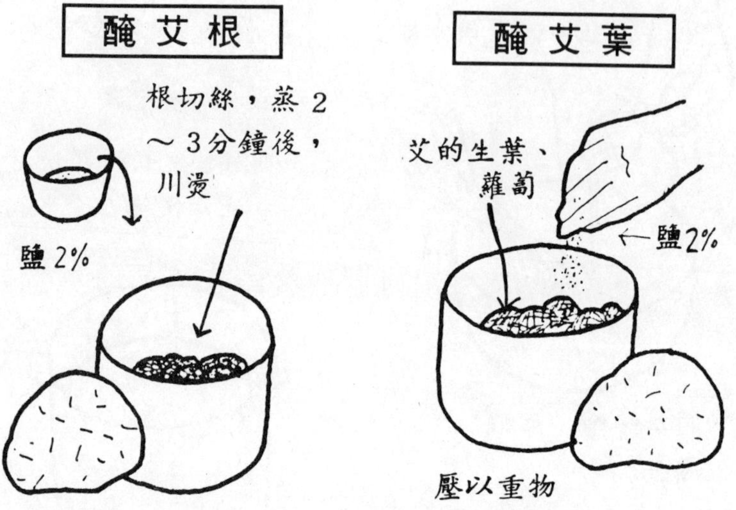

〈材料〉　艾的生葉和根…適量　蘿蔔…適量　鹽…材料的2％

醃艾葉、醃艾根

葉的部分醃三天，就可食用。如果醃前，先揉揉，則醃一晚就可吃。根部也只需醃一晚。撒些黑芝麻、柴魚片，味道很好。

〈醃艾葉的作法〉

①生葉洗淨，瀝乾水分。

②蘿蔔去皮，切絲。

③把①②放入容器中，再加鹽醃製，上面壓石頭等重物。

〈醃艾根的作法〉

①艾根用刷子洗淨，切絲，放入蒸籠蒸2～3分鐘。

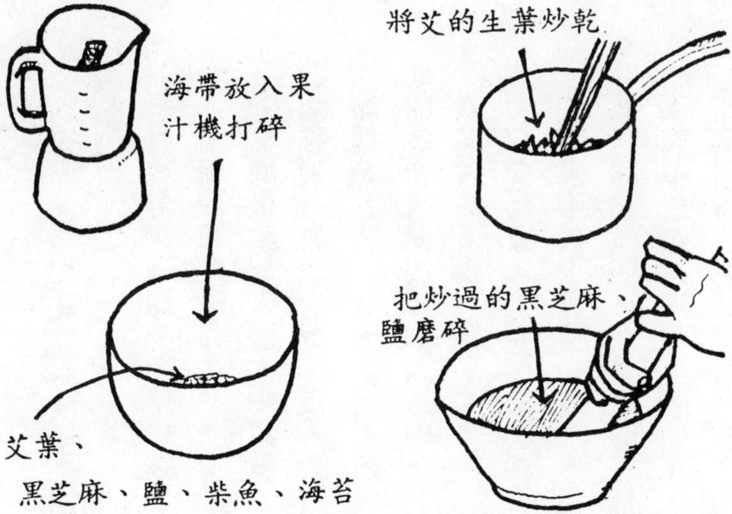
將艾的生葉炒乾
海帶放入果
汁機打碎
把炒過的黑芝麻、
鹽磨碎
艾葉、
黑芝麻、鹽、柴魚、海苔

＜材料＞　艾的生葉…20公克　黑芝麻…1大匙　小魚乾…10公克　柴魚…5公克　海苔根…10公克　海苔…½片　鹽…少許　米飯、茶…各少許

艾拌飯

帶有艾的香味和黑芝麻的風味，加上米飯的芳香，非常可口。高血壓患者則可利用海苔根製作。

＜作法＞

①艾的生葉洗淨，瀝乾水分。
②鍋中放①炒到葉片變乾。
③用另一只鍋子炒黑芝麻和鹽，再磨碎。
④將海帶放入果汁機打碎，和②、③、柴魚片、小魚乾拌勻。
⑤米飯中加入④，再倒進茶水。

艾葉雞肉丸湯和艾葉沃蛋湯

將傳統的味噌湯多作變化運用，可享受美味的菜餚。

＜艾葉雞肉丸湯作法＞

①艾的嫩葉放入鹽水中川燙，再放入冷水中泡，撈起備用。
②雞絞肉加酒、鹽、蛋、太白粉拌勻，捏成丸。
③高湯煮開，放入②，煮熟後加①。
④等③煮開後，加入味噌。

＜艾葉沃蛋湯作法＞

①和艾葉雞肉丸湯作法①相同川燙艾葉。
②熱水中放少許鹽和醋，再把蛋放進去煮，煮熟撈起。
③將高湯煮開，加適量的醬油調味。
④碗中放①的艾葉、②的蛋，再淋上③的汁。

艾葉川燙後迅速撈起，放入冷水中，可保色澤鮮艷。

艾葉沃蛋湯

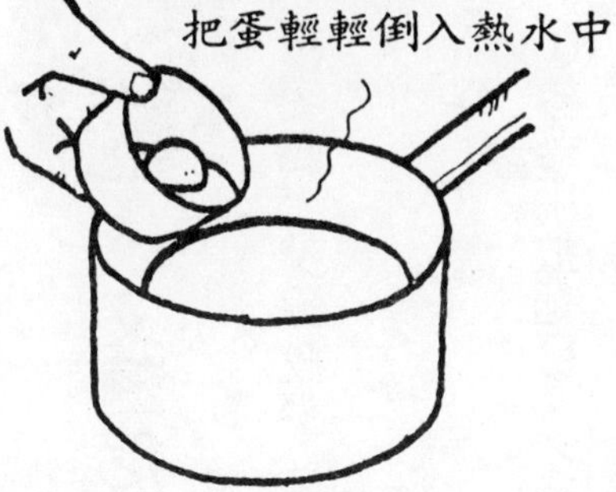
把蛋輕輕倒入熱水中

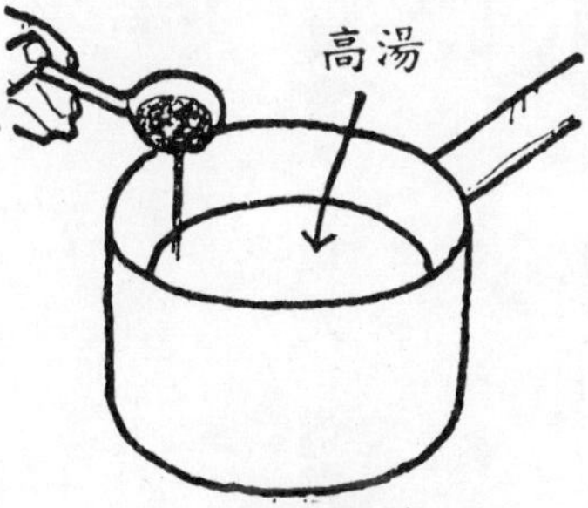
高湯

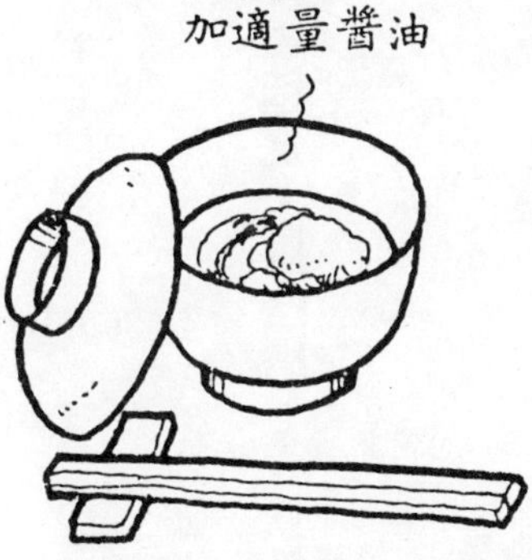
加適量醬油

艾葉雞肉丸湯

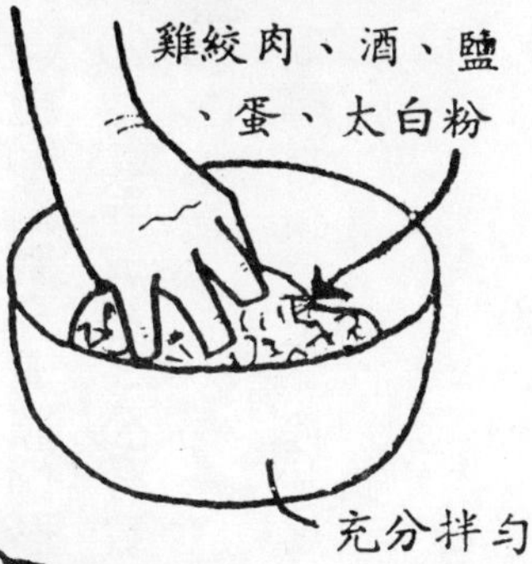
雞絞肉、酒、鹽
、蛋、太白粉
充分拌勻

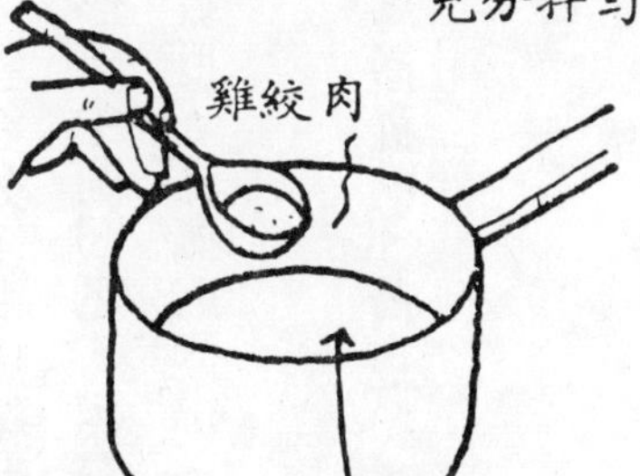
雞絞肉
高湯

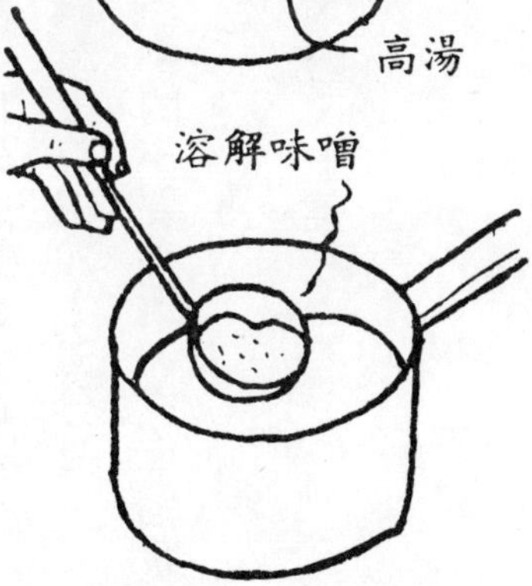
溶解味噌

＜材料＞　雞肉丸湯／艾嫩葉…適量　雞絞肉…100公克　酒…1小匙　蛋…½個　太白粉…1大匙　鹽…少許　柴魚湯…500 c.c.　味噌…3大匙

沃蛋湯／艾嫩葉…適量　蛋…4個　柴魚湯…500 c.c.　鹽、醋…各少許　醬油…適量

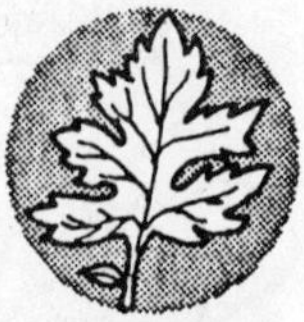

艾麵疙瘩

取名爲「艾麵疙瘩」，其實，這只是一道普通麵食。撒些糖、黃豆粉吃，更加可口。

〈作法〉

①容器中放麵粉、艾葉粉、水，揉成如耳垂般的硬度。

②把①適當地分成二、三等分，做成棒狀，再分成高爾夫球大小，揉成團。

③把②個別弄成橢圓形，中間凹下，用濕布巾包約20～30分鐘。

④把③弄成約3公分寬度，再撕成兩半（中間不要弄斷，成車輪狀）放入滾燙的熱水中。

⑤等材料浮上，撈起，撒砂糖、黃豆粉、鹽、上菜。

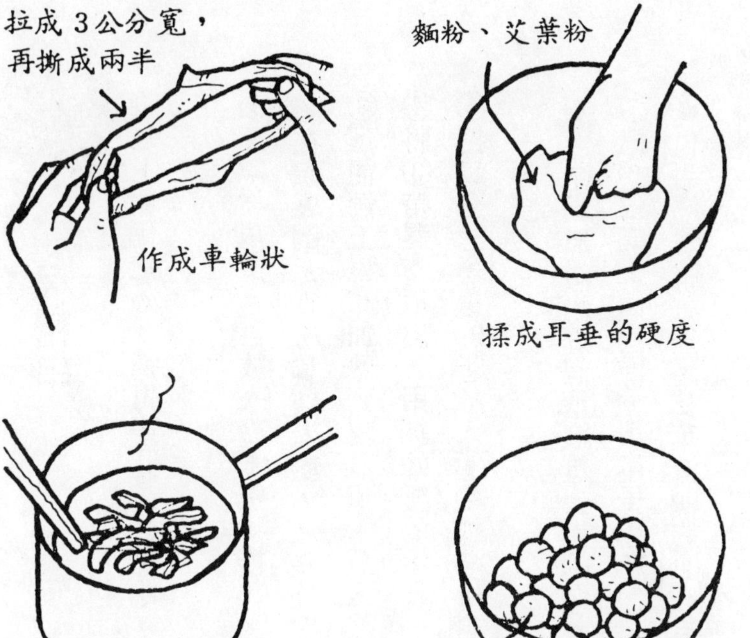
浮上後撈起，加砂糖、
黃豆粉、鹽
作成高爾夫球大小
放置20～
30分鐘

<材料>　麵粉…200公克　艾葉粉…2大匙　黃豆粉…3大匙　砂糖…2·5大匙　水…適量　鹽…少許

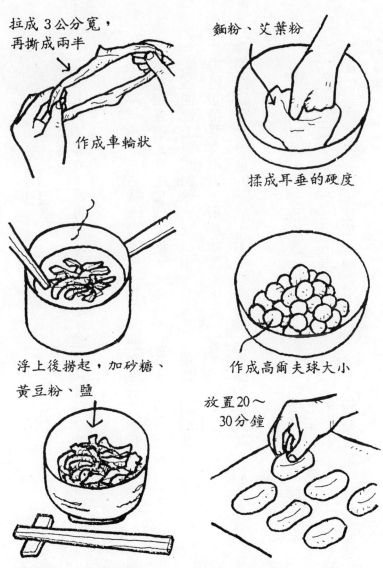

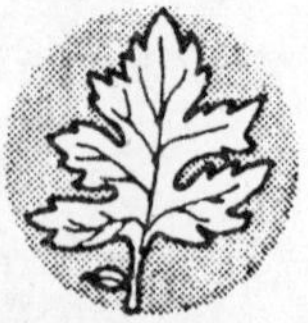

麻糬串

除包上甜餡之外，還可串起來烤著吃，或淋上甜醬，也是美味的點心。

＜作法＞

①艾嫩葉川燙，再放入冷水中，撈起，瀝乾水分，磨碎。

②在碗裏倒元宵粉和糯米粉，加些蜂蜜拌勻。

③蒸籠鋪上濕布加熱到冒蒸氣，放入②，用大火蒸約10分鐘。

④將③帶濕布取出，用抹蜂蜜的手揉一揉。

⑤把二分之一量的④放入①中揉勻，再把剩餘的也揉勻。如果太硬，可一邊加蜂蜜，一邊揉。

⑥再作成30個，每個重約25公克的糰。

⑦把⑥分成3個一堆，用串子串起。

●包甜餡的做法是，艾葉麻糬約10公克，餡15公克揉成糰，再把餡弄平，包住艾葉麻糬。

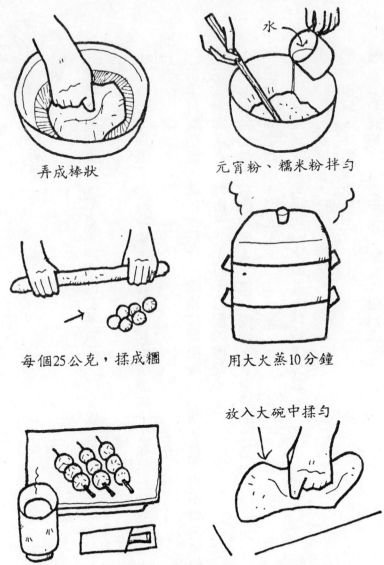

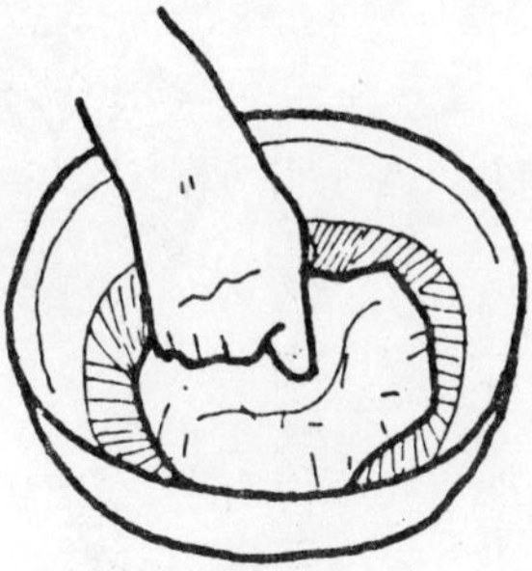

弄成棒狀

元宵粉、糯米粉拌勻

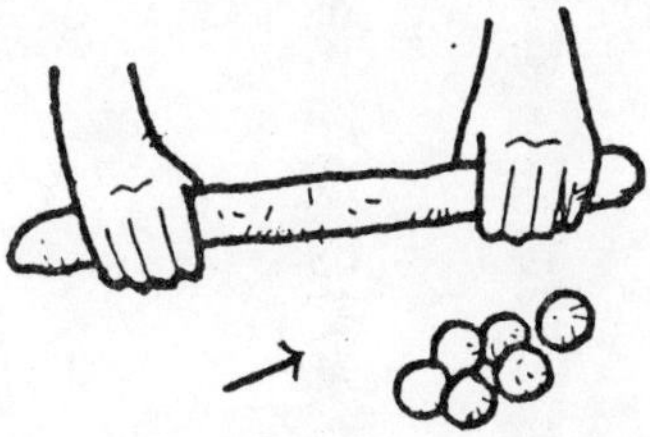

每個25公克，揉成糰

用大火蒸10分鐘

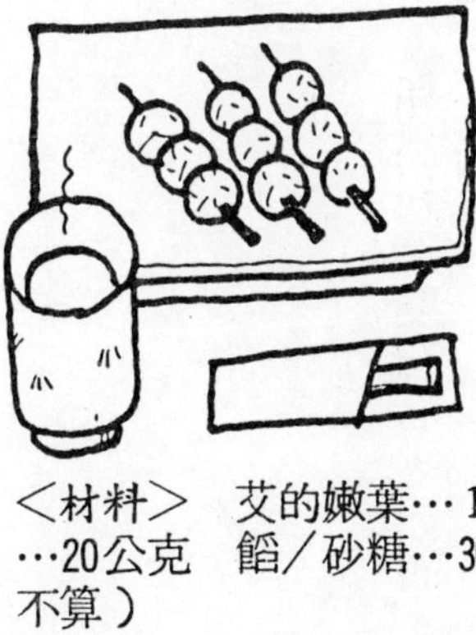

放入大碗中揉勻

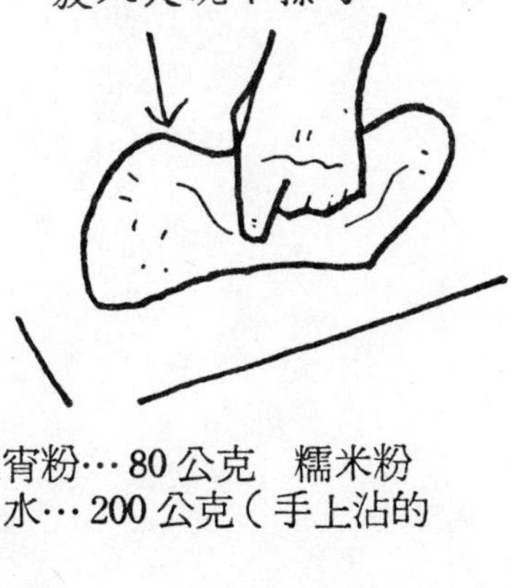

＜材料＞　艾的嫩葉…1把　元宵粉…80公克　糯米粉…20公克　餡／砂糖…30公克　水…200公克（手上沾的不算）

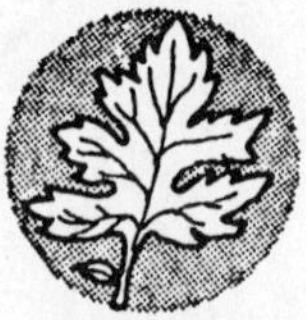

艾葉蛋糕

加鮮奶油或巧克力、水果，作成的艾葉蛋糕，老少咸宜。

〈作法〉

①蛋打汁，加上篩過的砂糖，連容器一起泡在熱水中，加熱到37度左右，一面打到起泡。

②當①打到起泡，就加香草精，繼續打到出現漩渦狀，泡沫也不會消失的程度。

③在②中加篩過的麵粉、艾葉粉，以飯杓拌勻。

④把溶解的奶油，沿飯杓倒入，迅速攪拌，以免奶油沈澱。

⑤模型內側塗奶油，倒入④。

⑥放入烤箱，加溫到攝氏160～180度，烤約30分鐘。

⑦烤好後，取出⑥，在網上放涼。

⑧加砂糖、鮮奶油卽可。

●爲避免烤焦，可加一塊烤盤或放錫箔紙。

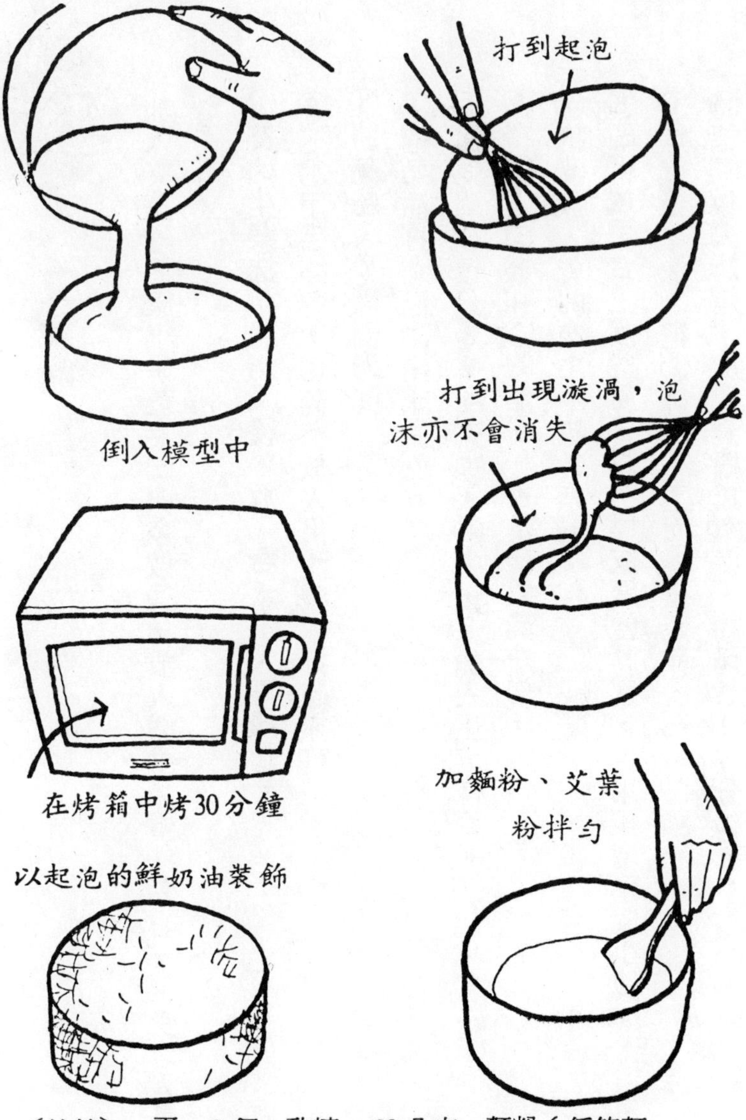
打到起泡
打到出現漩渦，泡
沫亦不會消失
加麵粉、艾葉
粉拌勻
倒入模型中
在烤箱中烤30分鐘
以起泡的鮮奶油裝飾

＜材料＞　蛋…3個　砂糖…90公克　麵粉（低筋麵粉）…90公克　艾葉粉…1大匙　無鹽奶油…40公克　香草精…少量　鮮奶油、砂糖…各適量

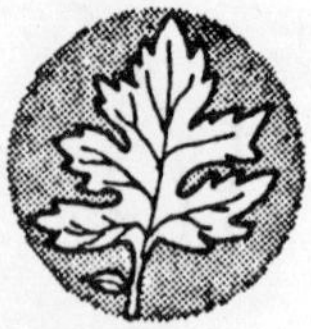

艾葉餅

加入艾葉的健康小餅乾。一次多做些，放入罐中，當作點心，很受客人歡迎。

＜作法＞

①艾的生葉洗淨，川燙後，放入冷水中，再撈起。

②把①用手擰乾，切碎（放入果汁機中打碎亦可）。

③將麵粉、砂糖篩過。

④把奶油打到泡沫變成白色。

⑤將③的砂糖分3～4次加入④中，又加入蛋黃攪拌。

⑥在⑤中加②和③的麵粉、香草精數滴拌勻。

⑦把⑥放入乾的布巾中包起來。

⑧砧板或平台上撒些粉，將⑦桿成適當厚度，再用模型壓成小塊。

⑨烤盤上塗油，把⑧排好，上面塗蛋黃汁。

⑩把⑨放入烤箱，加溫到攝氏170度，約烤15～17分鐘。

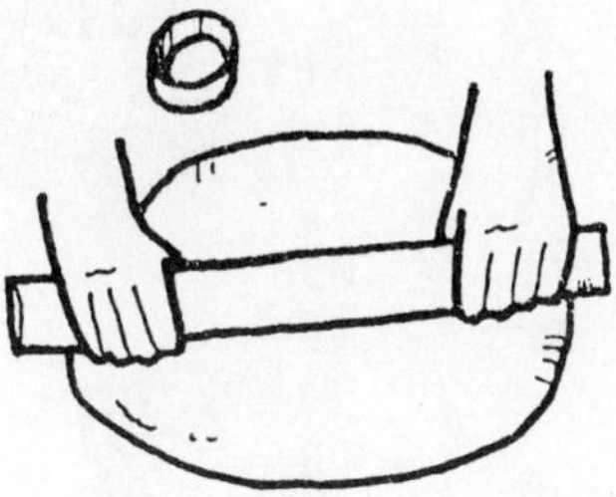
先桿平，再壓出模型

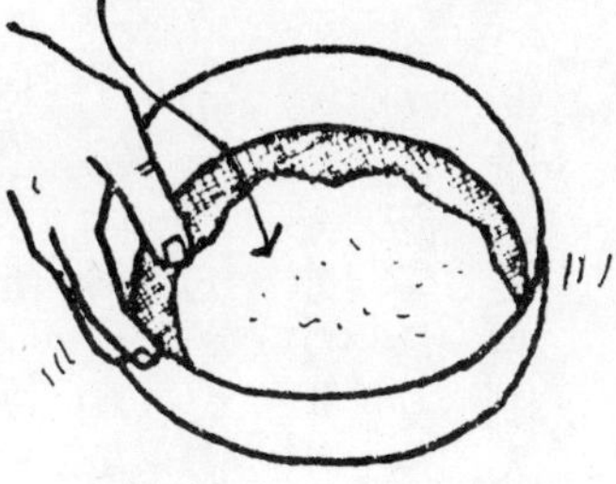
將麵粉、砂糖篩過

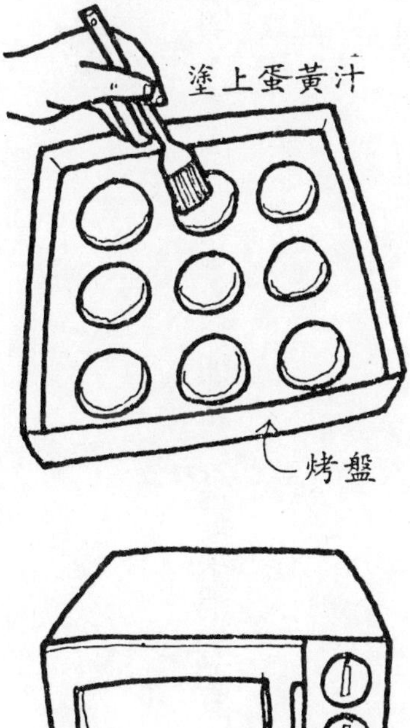
塗上蛋黃汁
烤盤

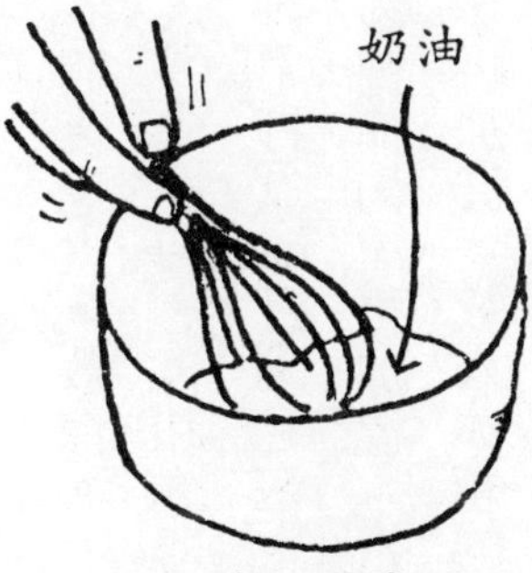
奶油
打到泡沫變白色

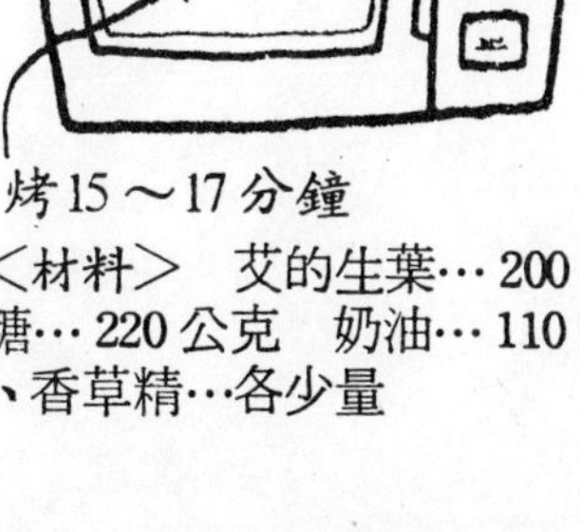
烤15～17分鐘

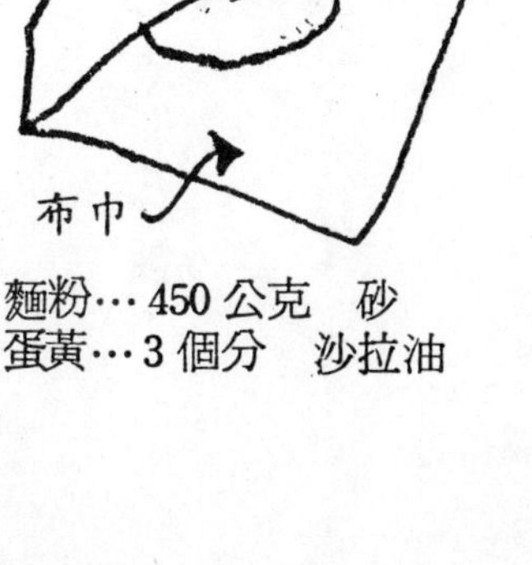
包好
布巾

＜材料＞　艾的生葉…200公克　麵粉…450公克　砂糖…220公克　奶油…110公克　蛋黃…3個分　沙拉油、香草精…各少量

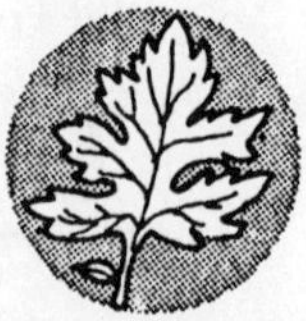

奶油果凍

將起泡的鮮奶油冷卻，凝固而成，入口卽化，是夏季消暑聖品。

＜作法＞

①作艾葉粉。

②鮮奶油用打蛋器打約5分鐘。

③蛋黃放入另一個碗中打汁。

④鍋中放水和砂糖，煮開後熄火，放涼。

⑤把④的糖漿慢慢加入③中拌勻。再和容器一起放入熱水中約4～5分鐘。

⑥從熱水中取出⑤，再用打蛋器打到起泡。

⑦在碗裏放艾葉粉、砂糖拌勻，再加溫水攪拌到完全溶解，放置10分鐘。

⑧將⑥慢慢倒入⑦中，再加②，放入冰箱的冷藏庫。

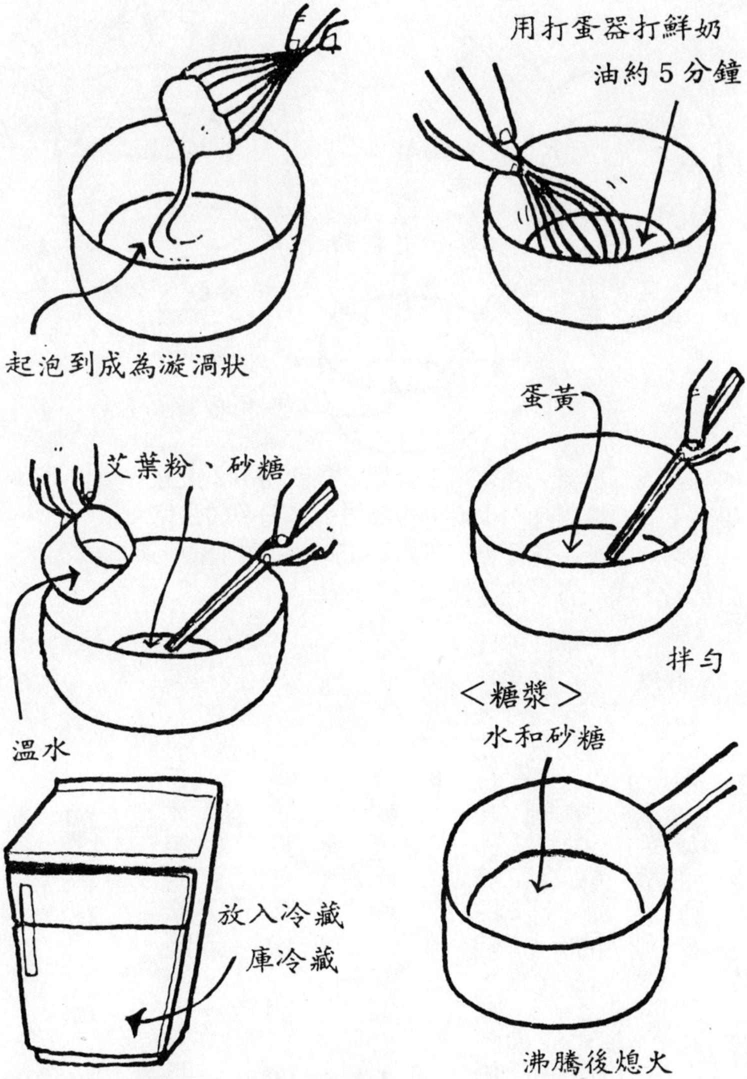

<材料>　蛋黃…4個分　鮮奶油…380 c.c.　艾葉粉…2‧5大匙　砂糖…2小匙　溫水…40c.c.

糖漿/砂糖…105公克　水…50c.c.

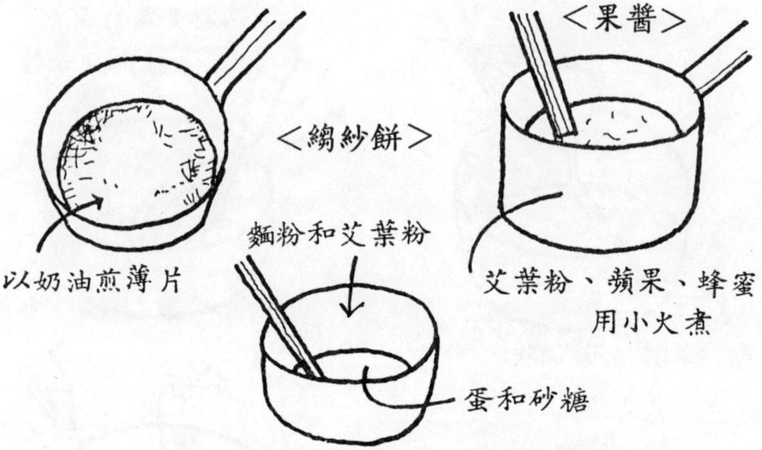
<果醬>
<縐紗餅>
麵粉和艾葉粉
以奶油煎薄片
艾葉粉、蘋果、蜂蜜
用小火煮
蛋和砂糖

<材料> 果醬／蜂蜜…2大匙 艾葉粉…2大匙 蘋果…½個 檸檬汁…少量 縐紗餅／麵粉…60公克 蛋…2個 砂糖…15公克 牛奶…150 c.c. 鮮奶油…40c.c. 香草精、鹽…各少許 奶油…½大匙

果醬縐紗餅

放入冰箱的冷藏庫，可長期保存。

〈作法〉

①鍋裏放艾葉粉、切碎的蘋果、蜂蜜，以小火煮。

②煮到色澤均勻就熄火，滴入幾滴檸檬。

③蛋和砂糖拌勻，加麵粉、艾葉粉，攪拌到有黏性。

④牛奶和鮮奶油混合，分幾次加入③，加鹽和香草精。

⑤在④中加奶油，煎薄片。

⑥在⑤的縐紗餅盛②的果醬。

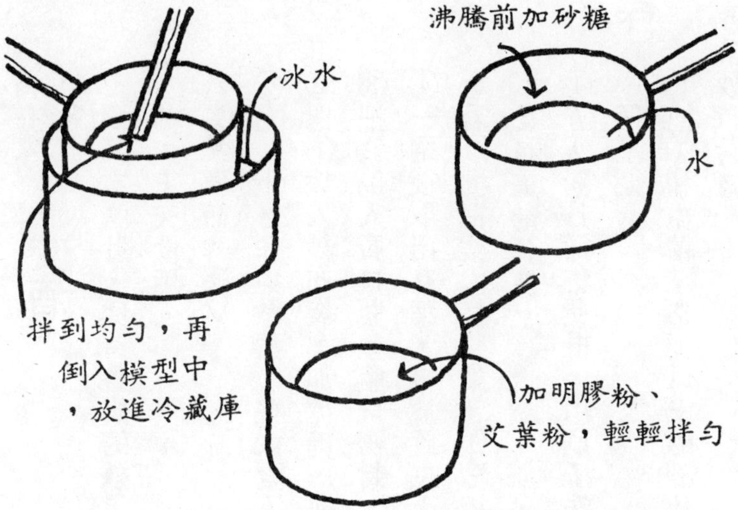
冰水
沸騰前加砂糖
水
拌到均勻，再
倒入模型中
，放進冷藏庫
加明膠粉、
艾葉粉，輕輕拌勻

＜材料＞　明膠粉…⅔小匙　砂糖…½大匙　水200 c.c.強　艾葉粉…少許

艾葉果凍

顏色鮮綠的健康食品。

＜作法＞

①明膠粉加2、3倍的水，放一會，直到溶化。

②水200 c.c.煮到沸騰前加砂糖。

③在②中加①，熄火，以餘溫溶解明膠粉。

④在③中加入艾葉粉，再慢慢加熱。

⑤把④連容器放入冰水中拌勻。

⑥把⑤倒入濕的玻璃杯或模型，再放進冰箱的冷藏庫。

艾酒

艾酒具有強壯、健胃整腸的效果，可防治高血壓、氣喘及其他許多症狀。每天飲用1杯，天天飲用。

＜艾葉酒的作法＞

①七～十月採集嫩葉，在太陽下曬一、二天。

②把①放入紗布袋，加冰糖，泡在酒精度35度以上的酒中。

③把②倒入廣口瓶，瓶口密封，保存於陰暗處。

④一週後取出艾葉，再放置三天以上。

●若以枇杷葉代替艾葉，作法相同。

＜艾根酒的作法＞

①五～七月採集艾根，用刷子洗淨。以布巾擠乾水分後，切1公分長，在太陽下曬一個星期。

②把①和冰糖、35度以上的酒放入廣口瓶，保存在陰暗處，約三個月至半年，再以紗布過濾。

洗淨切細的艾根
曬一週左右
放入艾根

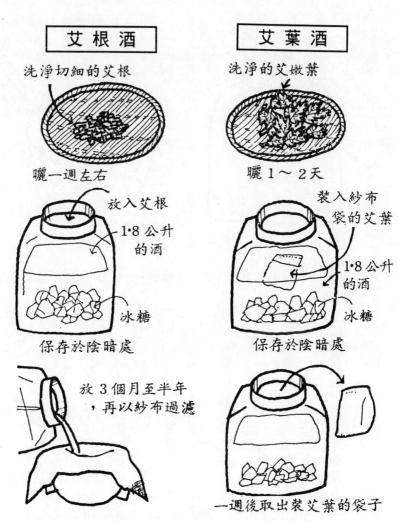

保存於陰暗處
放 3 個月至半年
，再以紗布過濾

洗淨的艾嫩葉
曬 1～2天
裝入紗布
袋的艾葉

保存於陰暗處
一週後取出裝艾葉的袋子

＜材料＞　艾葉酒／艾嫩葉… 300 公克　濃度35度以上的酒（如米酒）… 1·8 公升　冰糖… 200 公克
艾根酒／艾根… 300 公克　35度以上的酒 1·8 公升
冰糖… 400 公克

艾蜂蜜

消化性良好的蜂蜜加藥效大的艾葉，有平衡血糖值的作用。

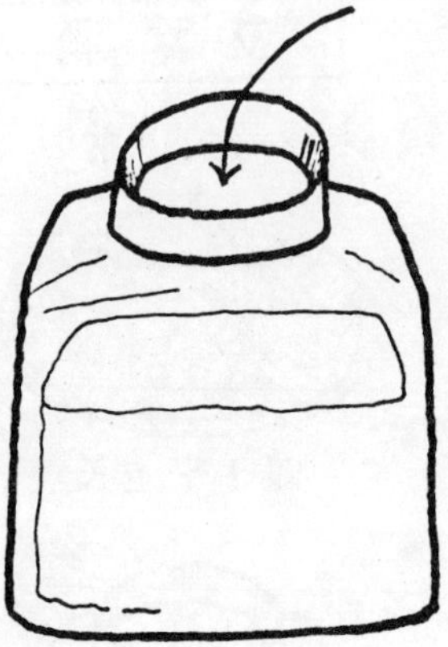
倒入廣口瓶中密封約一天

在蜂蜜中加艾葉精和檸檬汁

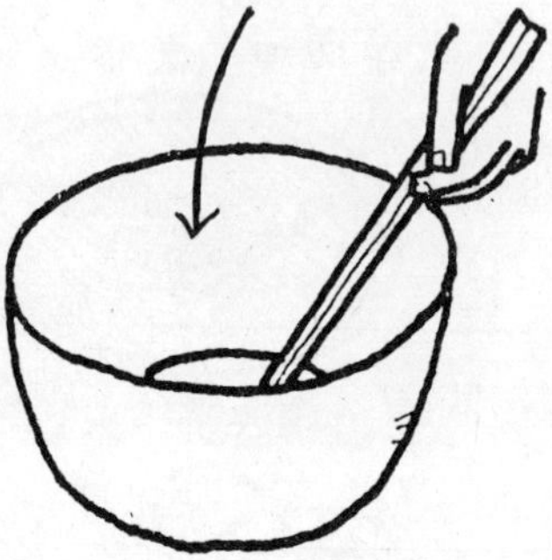
拌勻

＜材料＞　蜂蜜…300公克　艾葉精…2大匙　檸檬汁…適量

＜作法＞

①作艾葉精。

②在蜂蜜中加入①和檸檬汁，放入廣口瓶，密封約一天。

●一天飲用一大匙艾蜂蜜，可常保健康。

此外，也可應用在蛋糕上或加入酵母乳、紅茶中飲用。

5

在家庭栽培艾草

●人人都會的栽培法和採取法

採集重點

艾草的採集，在暖地是七月上旬～八月下旬，在寒冷地區爲八月上旬～九月下旬。但是，由於品種、用途不同，採收的日期和艾的部分也不同。

一般來說，全年都可採集艾草，而茵蔯蒿適合在秋季、壬生艾適合在六月下旬～七月下旬採集。

作艾葉酒，可在七～十月採集艾葉，最好選晴朗的天氣，用鎌刀割取離地面15公分的部分。

製作有止咳的艾根酒，可在四～六月及秋末～翌年二月，等地上部分枯萎，成分都充實於根部，藥效最高時期採集最理想。而且這時期草的部分已枯萎，挖掘也容易，只是根相當長，要用大型圓鍬才方便採掘。

進行汁液療法，可在每天上午10時左右，採集新鮮嫩葉，於葉內充滿精氣，藥

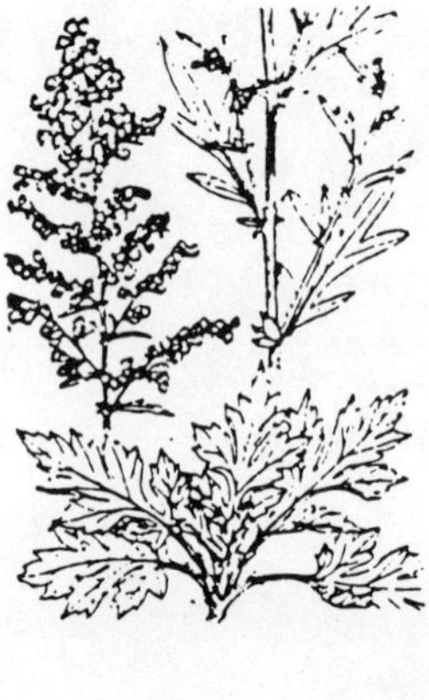

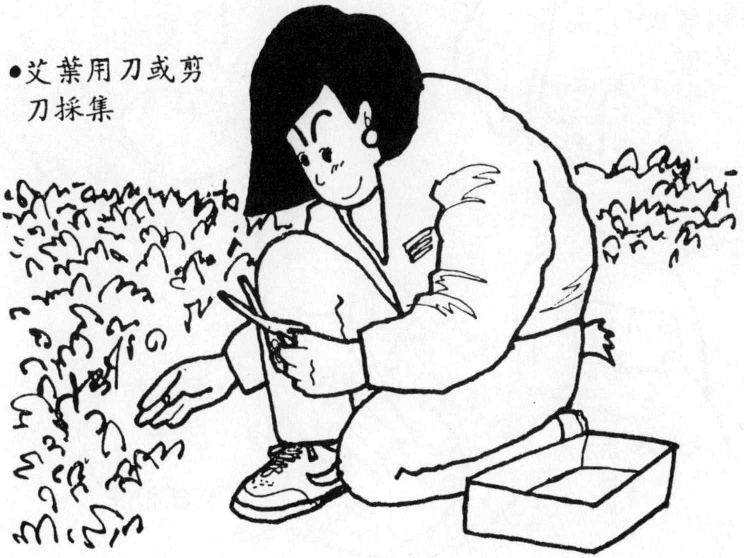

●艾葉用刀或剪刀採集

效未遭破壞時採集爲宜。

此外，注意是否播灑農藥、除草劑等，如果有，不要採集。當然也要注意安全。

有些艾草生長於私人用地，也不可隨便採集。

要採嫩芽，最好使用剪刀或刀比較方便。

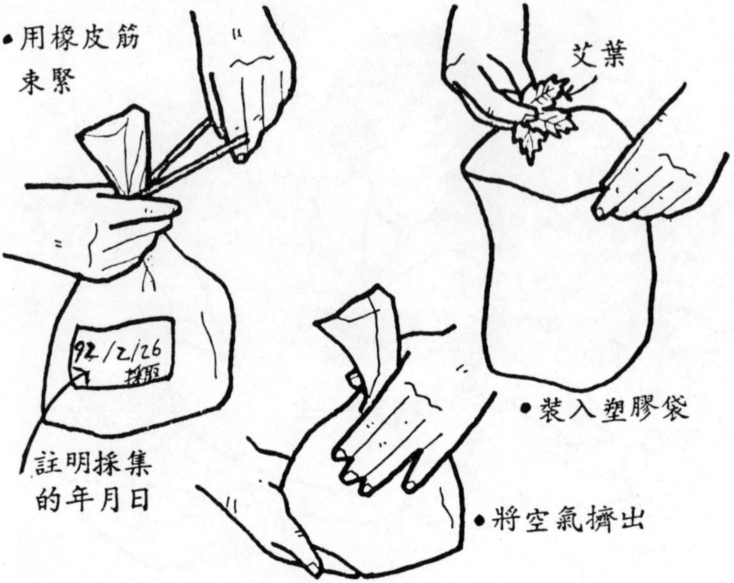

葉的保存方式

葉的保存方法，分爲生葉保存方法和乾燥保存方法。

欲保存生葉的新鮮，須先洗淨，瀝乾水分，放入塑膠袋裏，把袋中的空氣全部抽出，再以橡皮筋束緊袋口，放進冰箱的冷藏庫。冬季可保存10天以上。

乾燥法基本上採太陽曬乾的方式。可是，如果碰到連日陰雨，濕度大，就要以火力乾燥，用乾衣機或農家的香菇乾燥機也可以。冬天也可使用暖爐。充分乾燥後，放入紙袋，註明採集的年、月、日。

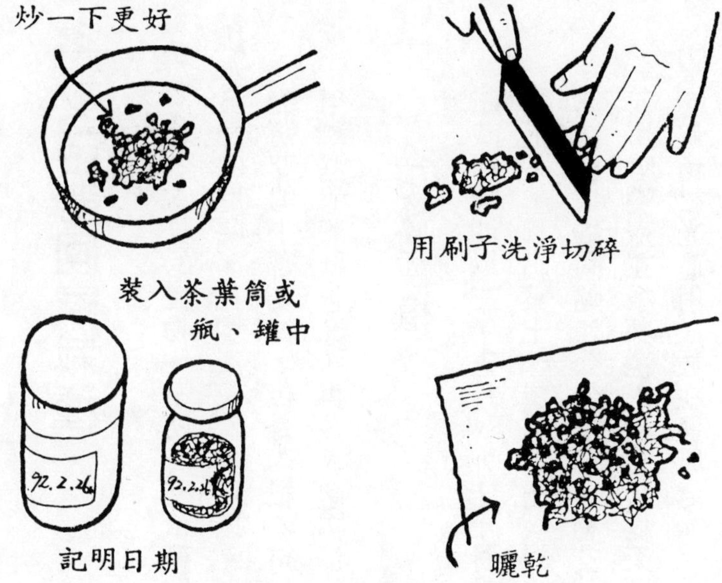
炒一下更好
用刷子洗淨切碎
裝入茶葉筒或瓶、罐中
92.2.26
92.2.26
記明日期
曬乾

根莖的保存方式

根部要用刷子刷洗，再用布擦乾，切碎後在太陽下曬一週至10天，然後放入瓶、罐或茶葉筒，標示採集的年月日。保管於1公尺高的櫃子，橫放，晴天時就拿出去曬。

把洗淨的根、莖蒸2～3分鐘，保存於冰箱的冷凍庫，使用時再移到冷藏庫解凍。

將乾燥的根、莖、葉切碎，烘培一下再保存，不但具有香味，而且不易生蟲。

將艾苗帶回家栽種

艾草是常見的植物，不妨將艾苗帶回家，自行栽種。栽種的方法很簡單，只要排水良好的庭院、花壇或花盆都可以。

先將艾的上部切掉，但是，根不可切斷，最好把根四周的土壤和水苔一起挖出來，用潮濕的報紙包好，再放入塑膠袋。

花缽種植

①栽種時期以三～五月、九～十月最適宜。
②把庭土和腐葉土（或培養土）以三比一的比例混合，放入花缽。
③在土中約間隔20公分挖洞，種艾苗。
④用噴嘴壺在根部澆水。尤其夏天別忘了澆水。
⑤避免日光直射，放在通風處。
通常每隔兩年換一次土，同時要分株。

花　缽

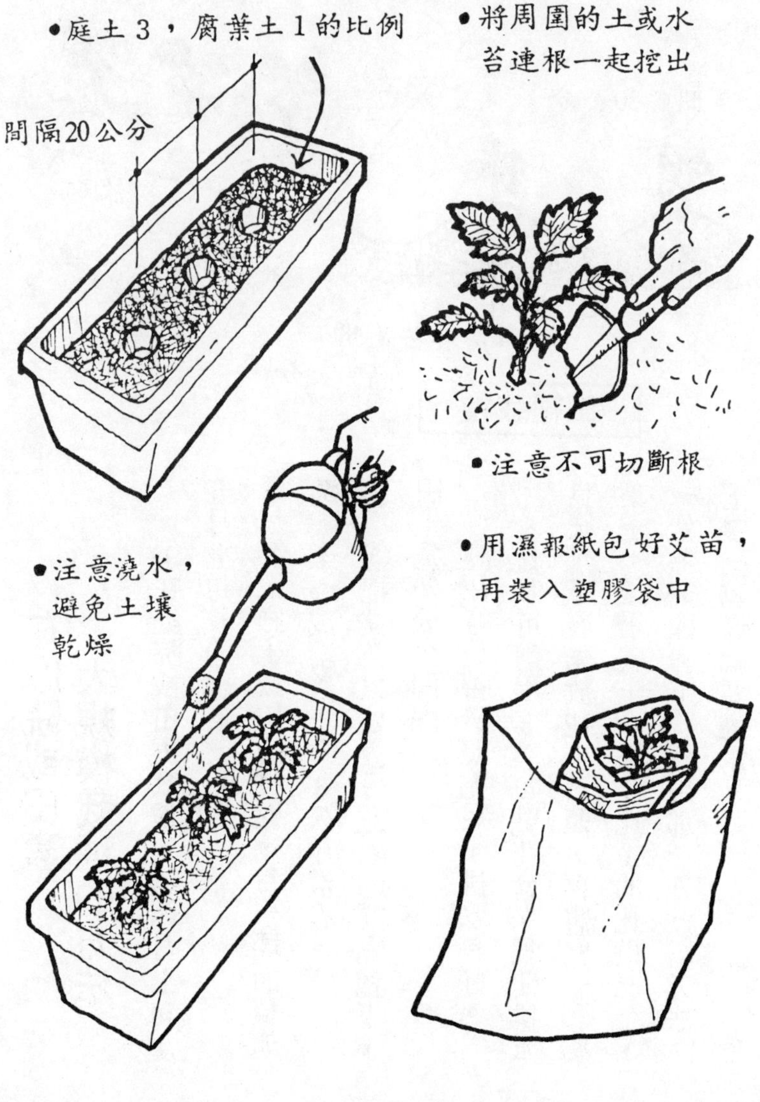

•庭土3，腐葉土1的比例
間隔20公分
•將周圍的土或水苔連根一起挖出
•注意不可切斷根
•用濕報紙包好艾苗，再裝入塑膠袋中
•注意澆水，避免土壤乾燥

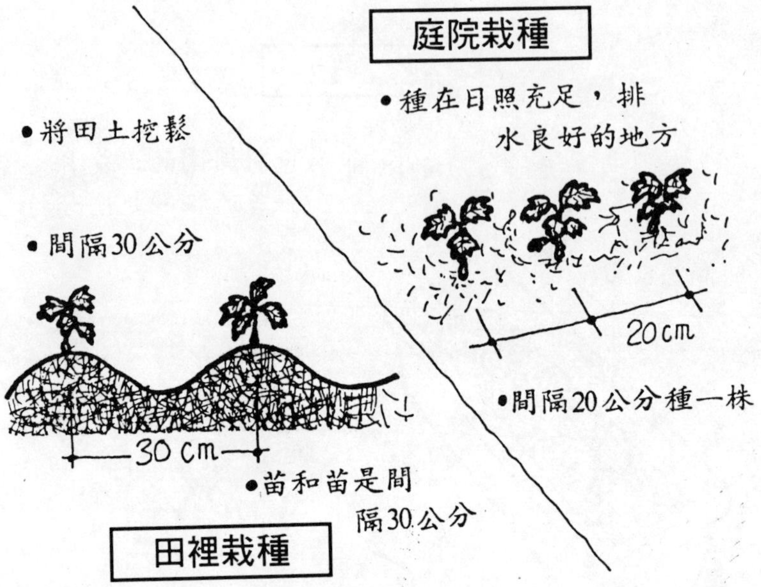
庭院栽種
•種在日照充足，排
水良好的地方
20cm
•間隔20公分種一株
•將田土挖鬆
•間隔30公分
30 cm
•苗和苗是間
隔30公分
田裡栽種

在庭院或田裏大規模栽種的方法

①在庭院或田裏栽種，以四月上旬～五月上旬最適合。

②把庭土或田土挖鬆，每一坪面積加腐葉土（或培養土）３公斤混合。

③把艾苗以20公分左右的間隔種下，田土爲30公分間隔。

應注意是否日照充足、排水良好。

盆栽可選用８～10號花盆，爲使排水良好，下層先放些小石頭，再將庭土和腐葉土（或培養土）以３比１的比例混合，一盆種一株。不管採用那一種栽培方法，土壤一乾燥就要澆水。

各種艾草的利用法

除作成茶或菜餚，艾還可製成各種健康食品，在日常生活中應多利用。

五種果汁

健康艾葉汁有下列幾種（一人一天份）。

●艾果汁　專治感冒、冷虛症。

●艾蛋黃汁　對於疲勞、恢復體力有效。

●艾馬鈴薯汁　調整胃功能，治胸部的灼熱感。

●艾牛奶汁　適合便秘的人飲用。

●艾健康果菜汁　適合高血壓的人飲用。

艾牛奶汁

●艾 100 公克●紅蘿蔔 180 公克●蘋果 180 公克●黑砂糖 ½ 大匙●牛奶 70 c.c. ●蜂蜜 ½ 小匙

艾果汁

●艾 100 公克
●紅蘿蔔 100 公克
●蘋果 150 公克

艾馬鈴薯汁

●艾、紅蘿蔔各 100 公克
●蘋果 100 公克●橘子 1 個●馬鈴薯 100 公克

艾蛋黃汁

●艾、紅蘿蔔各 100 公克
●蛋黃 1 個分●牛奶 100 c.c.
●蘋果 180 公克●黑砂糖 1 大匙●蜂蜜 1 小匙

艾健康果菜汁

●艾、茼蒿各 50 公克
●紅蘿蔔 150 公克
●蘋果 180 公克
●橘子 1 個

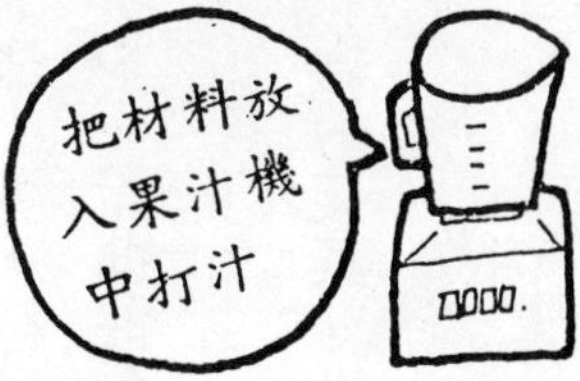

妳也能成為艾草美人

這是利用艾草做的美容聖品，每天使用，妳就會成爲美麗又健康的可人兒。

●艾草洗髮精——在植物性洗髮精中，加入一成的艾葉精洗頭，可使頭髮有光澤，防止毛髮脫落。雖然泡沫不多，卻可達到清潔的效果。

●艾草香皀——艾葉精和椰子油混合，泡沫柔細，可促進皮膚的新陳代謝，保持細膩、光滑。

●艾草沐浴精——將乾燥的艾葉、枇杷葉、菊花，放入紗布袋，再泡在浴缸中，有保暖的效果。可治療神經痛和冷虛症。

●艾草營養面霜——已有的面霜加上艾葉粉或艾葉精作成。使用的面霜最好未添加香料，無刺激性。

●艾草牙膏——將市面出售的鹹性牙膏加上艾葉粉或艾葉精。此外，以粗鹽加艾葉粉，用手指磨牙，也可促進牙齦健康。

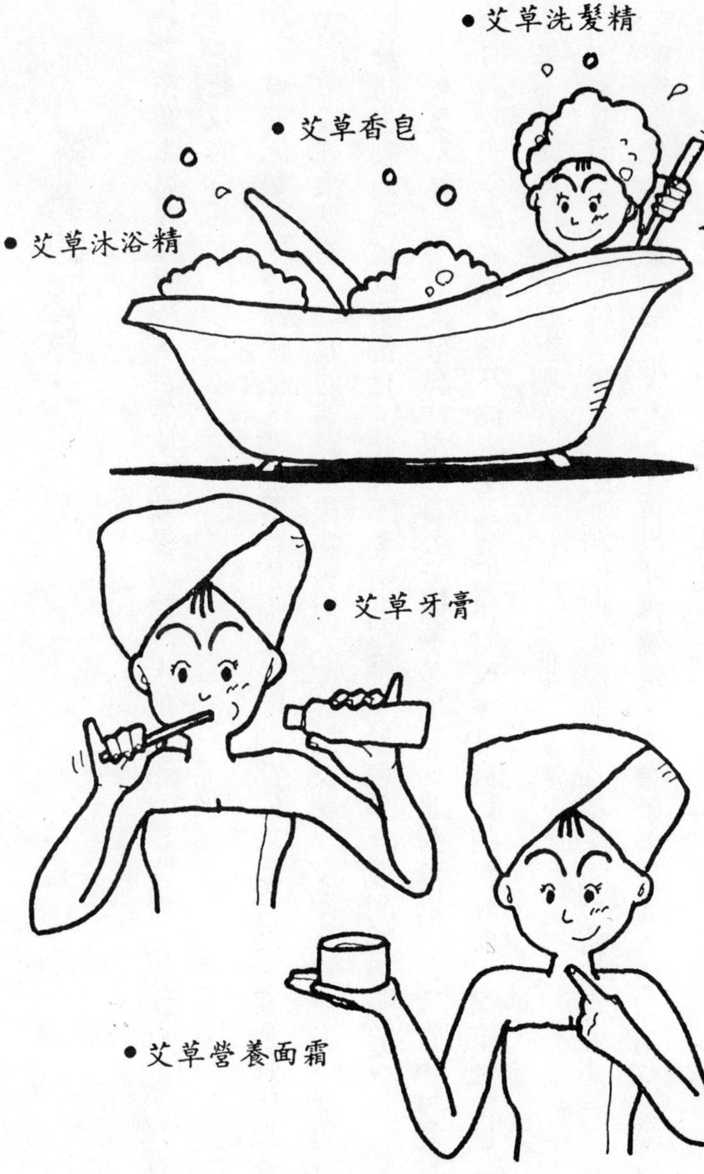
●艾草洗髮精
●艾草香皂
●艾草沐浴精
●艾草牙膏
●艾草營養面霜

舒適的寢具

在家休息或睡眠時，自然使藥效浸透體內，可說是一舉兩得。以下就介紹幾種具有藥效的寢具。

●艾床墊——對冷虛症、腰痛等特別需要保暖腰部的人最合適。在睡眠中以藥草的藥效刺激患部，可幫助熟睡。床墊裏填入乾燥的艾葉、艾莖、枇杷葉、菊花，以及防止細菌繁殖的聚酯棉。此外，還有艾座墊、躺椅等，都可自行製作。

●艾草枕——有人形容枕頭，10公分以上是地獄、10公分以下是天堂，可見枕頭的高度有多麼重要。艾草枕中填入羽毛和藥草，可自行調整高度，又富通氣性。如果不易購得，亦可自行製作。

●艾溫壓灸（艾絨）——把艾葉和枇杷葉浸泡在乙醇中，可直接塗在患部。或者採集枇杷的生葉，按在穴道上，再以艾棒溫壓，不會燙傷皮膚，也沒有灼熱感。和飲用療法、藥浴療法併用，效果更理想。

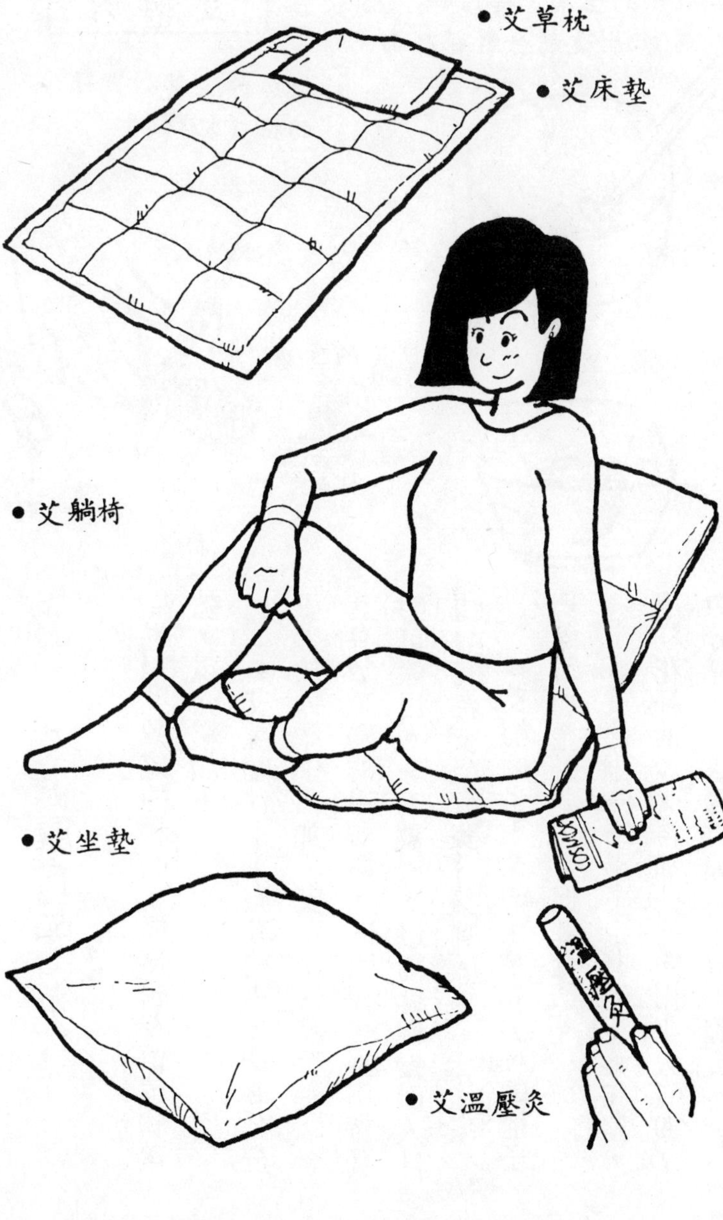
●艾草枕
●艾床墊
●艾躺椅
●艾坐墊
●艾溫壓灸

艾梅肉

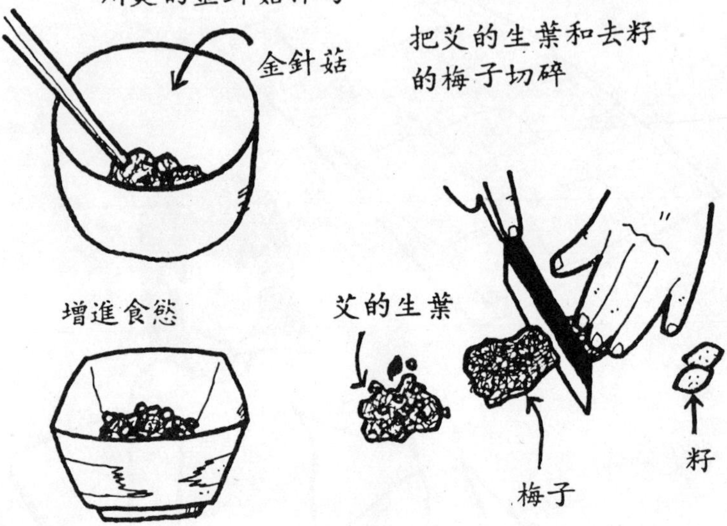
艾的生葉、梅肉和
川燙的金針菇拌勻

艾健康食品

以艾製成的食品，極富營養價值和藥效，現介紹如下：

●艾蘿蔔汁——蘿蔔帶皮，切2公分丁，放入罐中，加入艾葉精、麥芽糖，一起存放冰箱的冷藏庫，三天後，取出蘿蔔即可飲用。一天數次，以湯匙慢慢倒入口中，可治支氣管炎、氣喘。

●艾梅肉——艾的生葉和去籽的梅子切碎，加金針菇，可促進食慾。

●艾健康味噌湯——艾的生葉和莖，用紅花籽油炒，再加味噌，用小火煮30～60分鐘，可保腸胃健康，改善體質。

大展出版社有限公司
品冠文化出版社

圖書目錄

地址：台北市北投區(石牌)
致遠一路二段 12 巷 1 號
郵撥：01669551＜大展＞
19346241＜品冠＞
電話：(02) 28236031
28236033
28233123
傳真：(02) 28272069

・少年偵探・品冠編號 66

1. 怪盜二十面相 （精） 江戶川亂步著 特價 189 元
2. 少年偵探團 （精） 江戶川亂步著 特價 189 元
3. 妖怪博士 （精） 江戶川亂步著 特價 189 元
4. 大金塊 （精） 江戶川亂步著 特價 230 元
5. 青銅魔人 （精） 江戶川亂步著 特價 230 元
6. 地底魔術王 （精） 江戶川亂步著 特價 230 元
7. 透明怪人 （精） 江戶川亂步著 特價 230 元
8. 怪人四十面相 （精） 江戶川亂步著 特價 230 元
9. 宇宙怪人 （精） 江戶川亂步著 特價 230 元
10. 恐怖的鐵塔王國 （精） 江戶川亂步著 特價 230 元
11. 灰色巨人 （精） 江戶川亂步著 特價 230 元
12. 海底魔術師 （精） 江戶川亂步著 特價 230 元
13. 黃金豹 （精） 江戶川亂步著 特價 230 元
14. 魔法博士 （精） 江戶川亂步著 特價 230 元
15. 馬戲怪人 （精） 江戶川亂步著 特價 230 元
16. 魔人銅鑼 （精） 江戶川亂步著 特價 230 元
17. 魔法人偶 （精） 江戶川亂步著 特價 230 元
18. 奇面城的秘密 （精） 江戶川亂步著 特價 230 元
19. 夜光人 （精） 江戶川亂步著 特價 230 元
20. 塔上的魔術師 （精） 江戶川亂步著 特價 230 元
21. 鐵人Ｑ （精） 江戶川亂步著 特價 230 元
22. 假面恐怖王 （精） 江戶川亂步著 特價 230 元
23. 電人Ｍ （精） 江戶川亂步著 特價 230 元
24. 二十面相的詛咒 （精） 江戶川亂步著 特價 230 元
25. 飛天二十面相 （精） 江戶川亂步著 特價 230 元
26. 黃金怪獸 （精） 江戶川亂步著 特價 230 元

・生活廣場・品冠編號 61

1. 366 天誕生星 李芳黛譯 280 元
2. 366 天誕生花與誕生石 李芳黛譯 280 元
3. 科學命相 淺野八郎著 220 元

4.	已知的他界科學	陳蒼杰譯	220 元
5.	開拓未來的他界科學	陳蒼杰譯	220 元
6.	世紀末變態心理犯罪檔案	沈永嘉譯	240 元
7.	366 天開運年鑑	林廷宇編著	230 元
8.	色彩學與你	野村順一著	230 元
9.	科學手相	淺野八郎著	230 元
10.	你也能成為戀愛高手	柯富陽編著	220 元
11.	血型與十二星座	許淑瑛編著	230 元
12.	動物測驗—人性現形	淺野八郎著	200 元
13.	愛情、幸福完全自測	淺野八郎著	200 元
14.	輕鬆攻佔女性	趙奕世編著	230 元
15.	解讀命運密碼	郭宗德著	200 元
16.	由客家了解亞洲	高木桂藏著	220 元

・女醫師系列・品冠編號 62

1.	子宮內膜症	國府田清子著	200 元
2.	子宮肌瘤	黑島淳子著	200 元
3.	上班女性的壓力症候群	池下育子著	200 元
4.	漏尿、尿失禁	中田真木著	200 元
5.	高齡生產	大鷹美子著	200 元
6.	子宮癌	上坊敏子著	200 元
7.	避孕	早乙女智子著	200 元
8.	不孕症	中村春根著	200 元
9.	生理痛與生理不順	堀口雅子著	200 元
10.	更年期	野末悅子著	200 元

・傳統民俗療法・品冠編號 63

1.	神奇刀療法	潘文雄著	200 元
2.	神奇拍打療法	安在峰著	200 元
3.	神奇拔罐療法	安在峰著	200 元
4.	神奇艾灸療法	安在峰著	200 元
5.	神奇貼敷療法	安在峰著	200 元
6.	神奇薰洗療法	安在峰著	200 元
7.	神奇耳穴療法	安在峰著	200 元
8.	神奇指針療法	安在峰著	200 元
9.	神奇藥酒療法	安在峰著	200 元
10.	神奇藥茶療法	安在峰著	200 元
11.	神奇推拿療法	張貴荷著	200 元
12.	神奇止痛療法	漆 浩 著	200 元

・常見病藥膳調養叢書・品冠編號 631

1.	脂肪肝四季飲食	蕭守貴著	200 元
2.	高血壓四季飲食	秦玖剛著	200 元
3.	慢性腎炎四季飲食	魏從強著	200 元
4.	高脂血症四季飲食	薛輝著	200 元
5.	慢性胃炎四季飲食	馬秉祥著	200 元
6.	糖尿病四季飲食	王耀獻著	200 元
7.	癌症四季飲食	李忠著	200 元

・彩色圖解保健・品冠編號 64

1.	瘦身	主婦之友社	300 元
2.	腰痛	主婦之友社	300 元
3.	肩膀痠痛	主婦之友社	300 元
4.	腰、膝、腳的疼痛	主婦之友社	300 元
5.	壓力、精神疲勞	主婦之友社	300 元
6.	眼睛疲勞、視力減退	主婦之友社	300 元

・心 想 事 成・品冠編號 65

1.	魔法愛情點心	結城莫拉著	120 元
2.	可愛手工飾品	結城莫拉著	120 元
3.	可愛打扮 & 髮型	結城莫拉著	120 元
4.	撲克牌算命	結城莫拉著	120 元

・熱 門 新 知・品冠編號 67

1.	圖解基因與 DNA	（精）	中原英臣 主編	230 元
2.	圖解人體的神奇	（精）	米山公啟 主編	230 元
3.	圖解腦與心的構造	（精）	永田和哉 主編	230 元
4.	圖解科學的神奇	（精）	鳥海光弘 主編	230 元
5.	圖解數學的神奇	（精）	柳 谷 晃 著	250 元
6.	圖解基因操作	（精）	海老原充 主編	230 元
7.	圖解後基因組	（精）	才園哲人 著	

・法律專欄連載・大展編號 58

台大法學院　法律學系／策劃
法律服務社／編著

1.	別讓您的權利睡著了(1)	200 元
2.	別讓您的權利睡著了(2)	200 元

・武 術 特 輯・大展編號 10

1.	陳式太極拳入門	馮志強編著	180 元

2. 武式太極拳	郝少如編著	200 元
3. 練功十八法入門	蕭京凌編著	120 元
4. 教門長拳	蕭京凌編著	150 元
5. 跆拳道	蕭京凌編譯	180 元
6. 正傳合氣道	程曉鈴譯	200 元
7. 圖解雙節棍	陳銘遠著	150 元
8. 格鬥空手道	鄭旭旭編著	200 元
9. 實用跆拳道	陳國榮編著	200 元
10. 武術初學指南	李文英、解守德編著	250 元
11. 泰國拳	陳國榮著	180 元
12. 中國式摔跤	黃　斌編著	180 元
13. 太極劍入門	李德印編著	180 元
14. 太極拳運動	運動司編	250 元
15. 太極拳譜	清・王宗岳等著	280 元
16. 散手初學	冷　峰編著	200 元
17. 南拳	朱瑞琪編著	180 元
18. 吳式太極劍	王培生著	200 元
19. 太極拳健身與技擊	王培生著	250 元
20. 秘傳武當八卦掌	狄兆龍著	250 元
21. 太極拳論譚	沈　壽著	250 元
22. 陳式太極拳技擊法	馬　虹著	250 元
23. 二十四式/三十二式太極拳/劍	闞桂香著	180 元
24. 楊式秘傳 129 式太極長拳	張楚全著	280 元
25. 楊式太極拳架詳解	林炳堯著	280 元
26. 華佗五禽劍	劉時榮著	180 元
27. 太極拳基礎講座：基本功與簡化 24 式	李德印著	250 元
28. 武式太極拳精華	薛乃印著	200 元
29. 陳式太極拳拳理闡微	馬　虹著	350 元
30. 陳式太極拳體用全書	馬　虹著	400 元
31. 張三豐太極拳	陳占奎著	200 元
32. 中國太極推手	張　山主編	300 元
33. 48 式太極拳入門	門惠豐編著	220 元
34. 太極拳奇人奇功	嚴翰秀編著	250 元
35. 心意門秘籍	李新民編著	220 元
36. 三才門乾坤戊己功	王培生編著	220 元
37. 武式太極劍精華 +VCD	薛乃印編著	350 元
38. 楊式太極拳	傅鐘文演述	200 元
39. 陳式太極拳、劍 36 式	闞桂香編著	250 元
40. 正宗武式太極拳	薛乃印著	220 元
41. 杜元化＜太極拳正宗＞考析	王海洲等著	300 元
42. ＜珍貴版＞陳式太極拳	沈家楨著	280 元
43. 24 式太極拳＋VCD	中國國家體育總局著	350 元
44. 太極推手絕技	安在峰編著	250 元
45. 孫祿堂武學錄	孫祿堂著	300 元

46.	<珍貴本>陳式太極拳精選	馮志強著	280 元
47.	武當趙保太極拳小架	鄭悟清傳授	250 元
48.	太極拳習練知識問答	邱丕相主編	220 元
49.	八法拳 八法槍	武世俊著	220 元

・彩色圖解太極武術・大展編號 102

1.	太極功夫扇	李德印編著	220 元
2.	武當太極劍	李德印編著	220 元
3.	楊式太極劍	李德印編著	220 元
4.	楊式太極刀	王志遠著	220 元

・名師出高徒・大展編號 111

1.	武術基本功與基本動作	劉玉萍編著	200 元
2.	長拳入門與精進	吳彬 等著	220 元
3.	劍術刀術入門與精進	楊柏龍等著	220 元
4.	棍術、槍術入門與精進	邱丕相編著	220 元
5.	南拳入門與精進	朱瑞琪編著	220 元
6.	散手入門與精進	張 山等著	220 元
7.	太極拳入門與精進	李德印編著	280 元
8.	太極推手入門與精進	田金龍編著	220 元

・實用武術技擊・大展編號 112

1.	實用自衛拳法	溫佐惠 著	250 元
2.	搏擊術精選	陳清山等著	220 元
3.	秘傳防身絕技	程崑彬 著	230 元
4.	振藩截拳道入門	陳琦平 著	220 元
5.	實用擒拿法	韓建中 著	220 元
6.	擒拿反擒拿 88 法	韓建中 著	250 元
7.	武當秘門技擊術入門篇	高 翔 著	250 元
8.	武當秘門技擊術絕技篇	高 翔 著	250 元

・中國武術規定套路・大展編號 113

1.	螳螂拳	中國武術系列	300 元
2.	劈掛拳	規定套路編寫組	300 元
3.	八極拳	國家體育總局	250 元

・中華傳統武術・大展編號 114

1.	中華古今兵械圖考	裴錫榮 主編	280 元
2.	武當劍	陳湘陵 編著	200 元

3. 梁派八卦掌（老八掌） 李子鳴 遺著 220 元
4. 少林 72 藝與武當 36 功 裴錫榮 主編 230 元
5. 三十六把擒拿 佐藤金兵衛 主編 200 元
6. 武當太極拳與盤手 20 法 裴錫榮 主編 220 元

・少 林 功 夫・大展編號 115

1. 少林打擂秘訣 德虔、素法 編著 300 元
2. 少林三大名拳 炮拳、大洪拳、六合拳 門惠豐 等著 200 元
3. 少林三絕 氣功、點穴、擒拿 德虔 編著 300 元
4. 少林怪兵器秘傳 素法 等著 250 元
5. 少林護身暗器秘傳 素法 等著 220 元
6. 少林金剛硬氣功 楊維 編著 250 元
7. 少林棍法大全 德虔、素法 編著

・原地太極拳系列・大展編號 11

1. 原地綜合太極拳 24 式 胡啟賢創編 220 元
2. 原地活步太極拳 42 式 胡啟賢創編 200 元
3. 原地簡化太極拳 24 式 胡啟賢創編 200 元
4. 原地太極拳 12 式 胡啟賢創編 200 元
5. 原地青少年太極拳 22 式 胡啟賢創編 200 元

・道 學 文 化・大展編號 12

1. 道在養生：道教長壽術 郝勤 等著 250 元
2. 龍虎丹道：道教內丹術 郝勤 著 300 元
3. 天上人間：道教神仙譜系 黃德海著 250 元
4. 步罡踏斗：道教祭禮儀典 張澤洪著 250 元
5. 道醫窺秘：道教醫學康復術 王慶餘等著 250 元
6. 勸善成仙：道教生命倫理 李 剛著 250 元
7. 洞天福地：道教宮觀勝境 沙銘壽著 250 元
8. 青詞碧簫：道教文學藝術 楊光文等著 250 元
9. 沈博絕麗：道教格言精粹 朱耕發等著 250 元

・易 學 智 慧・大展編號 122

1. 易學與管理 余敦康主編 250 元
2. 易學與養生 劉長林等著 300 元
3. 易學與美學 劉綱紀等著 300 元
4. 易學與科技 董光璧著 280 元
5. 易學與建築 韓增祿著 280 元
6. 易學源流 鄭萬耕著 280 元
7. 易學的思維 傅雲龍等著 250 元

8.	周易與易圖	李　申著	250 元
9.	中國佛教與周易	王仲堯著	元

・神　算　大　師・大展編號 123

1.	劉伯溫神算兵法	應　涵編著	280 元
2.	姜太公神算兵法	應　涵編著	280 元
3.	鬼谷子神算兵法	應　涵編著	280 元
4.	諸葛亮神算兵法	應　涵編著	280 元

・秘傳占卜系列・大展編號 14

1.	手相術	淺野八郎著	180 元
2.	人相術	淺野八郎著	180 元
3.	西洋占星術	淺野八郎著	180 元
4.	中國神奇占卜	淺野八郎著	150 元
5.	夢判斷	淺野八郎著	150 元
6.	前世、來世占卜	淺野八郎著	150 元
7.	法國式血型學	淺野八郎著	150 元
8.	靈感、符咒學	淺野八郎著	150 元
9.	紙牌占卜術	淺野八郎著	150 元
10.	ESP 超能力占卜	淺野八郎著	150 元
11.	猶太數的秘術	淺野八郎著	150 元
12.	新心理測驗	淺野八郎著	160 元
13.	塔羅牌預言秘法	淺野八郎著	200 元

・趣味心理講座・大展編號 15

1.	性格測驗（1）　探索男與女	淺野八郎著	140 元
2.	性格測驗（2）　透視人心奧秘	淺野八郎著	140 元
3.	性格測驗（3）　發現陌生的自己	淺野八郎著	140 元
4.	性格測驗（4）　發現你的真面目	淺野八郎著	140 元
5.	性格測驗（5）　讓你們吃驚	淺野八郎著	140 元
6.	性格測驗（6）　洞穿心理盲點	淺野八郎著	140 元
7.	性格測驗（7）　探索對方心理	淺野八郎著	140 元
8.	性格測驗（8）　由吃認識自己	淺野八郎著	160 元
9.	性格測驗（9）　戀愛知多少	淺野八郎著	160 元
10.	性格測驗（10）由裝扮瞭解人心	淺野八郎著	160 元
11.	性格測驗（11）敲開內心玄機	淺野八郎著	140 元
12.	性格測驗（12）透視你的未來	淺野八郎著	160 元
13.	血型與你的一生	淺野八郎著	160 元
14.	趣味推理遊戲	淺野八郎著	160 元
15.	行為語言解析	淺野八郎著	160 元

·婦幼天地·大展編號 16

1.	八萬人減肥成果	黃靜香譯	180 元
2.	三分鐘減肥體操	楊鴻儒譯	150 元
3.	窈窕淑女美髮秘訣	柯素娥譯	130 元
4.	使妳更迷人	成　玉譯	130 元
5.	女性的更年期	官舒妍編譯	160 元
6.	胎內育兒法	李玉瓊編譯	150 元
7.	早產兒袋鼠式護理	唐岱蘭譯	200 元
8.	初次懷孕與生產	婦幼天地編譯組	180 元
9.	初次育兒 12 個月	婦幼天地編譯組	180 元
10.	斷乳食與幼兒食	婦幼天地編譯組	180 元
11.	培養幼兒能力與性向	婦幼天地編譯組	180 元
12.	培養幼兒創造力的玩具與遊戲	婦幼天地編譯組	180 元
13.	幼兒的症狀與疾病	婦幼天地編譯組	180 元
14.	腿部苗條健美法	婦幼天地編譯組	180 元
15.	女性腰痛別忽視	婦幼天地編譯組	150 元
16.	舒展身心體操術	李玉瓊編譯	130 元
17.	三分鐘臉部體操	趙薇妮著	160 元
18.	生動的笑容表情術	趙薇妮著	160 元
19.	心曠神怡減肥法	川津祐介著	130 元
20.	內衣使妳更美麗	陳玄茹譯	130 元
21.	瑜伽美姿美容	黃靜香編著	180 元
22.	高雅女性裝扮學	陳珮玲譯	180 元
23.	蠶糞肌膚美顏法	梨秀子著	160 元
24.	認識妳的身體	李玉瓊譯	160 元
25.	產後恢復苗條體態	居理安・芙萊喬著	200 元
26.	正確護髮美容法	山崎伊久江著	180 元
27.	安琪拉美姿養生學	安琪拉蘭斯博瑞著	180 元
28.	女體性醫學剖析	增田豐著	220 元
29.	懷孕與生產剖析	岡部綾子著	180 元
30.	斷奶後的健康育兒	東城百合子著	220 元
31.	引出孩子幹勁的責罵藝術	多湖輝著	170 元
32.	培養孩子獨立的藝術	多湖輝著	170 元
33.	子宮肌瘤與卵巢囊腫	陳秀琳編著	180 元
34.	下半身減肥法	納他夏・史達賓著	180 元
35.	女性自然美容法	吳雅菁編著	180 元
36.	再也不發胖	池園悅太郎著	170 元
37.	生男生女控制術	中垣勝裕著	220 元
38.	使妳的肌膚更亮麗	楊　皓編著	170 元
39.	臉部輪廓變美	芝崎義夫著	180 元
40.	斑點、皺紋自己治療	高須克彌著	180 元
41.	面皰自己治療	伊藤雄康著	180 元

42. 隨心所欲瘦身冥想法	原久子著	180 元
43. 胎兒革命	鈴木丈織著	180 元
44. NS 磁氣平衡法塑造窈窕奇蹟	古屋和江著	180 元
45. 享瘦從腳開始	山田陽子著	180 元
46. 小改變瘦 4 公斤	宮本裕子著	180 元
47. 軟管減肥瘦身	高橋輝男著	180 元
48. 海藻精神秘美容法	劉名揚編著	180 元
49. 肌膚保養與脫毛	鈴木真理著	180 元
50. 10 天減肥 3 公斤	彤雲編輯組	180 元
51. 穿出自己的品味	西村玲子著	280 元
52. 小孩髮型設計	李芳黛譯	250 元

·青 春 天 地·大展編號 17

1. A 血型與星座	柯素娥編譯	160 元
2. B 血型與星座	柯素娥編譯	160 元
3. O 血型與星座	柯素娥編譯	160 元
4. AB 血型與星座	柯素娥編譯	120 元
5. 青春期性教室	呂貴嵐編譯	130 元
7. 難解數學破題	宋釗宜編譯	130 元
9. 小論文寫作秘訣	林顯茂編譯	120 元
11. 中學生野外遊戲	熊谷康編著	120 元
12. 恐怖極短篇	柯素娥編譯	130 元
13. 恐怖夜話	小毛驢編譯	130 元
14. 恐怖幽默短篇	小毛驢編譯	120 元
15. 黑色幽默短篇	小毛驢編譯	120 元
16. 靈異怪談	小毛驢編譯	130 元
17. 錯覺遊戲	小毛驢編著	130 元
18. 整人遊戲	小毛驢編著	150 元
19. 有趣的超常識	柯素娥編譯	130 元
20. 哦！原來如此	林慶旺編譯	130 元
21. 趣味競賽 100 種	劉名揚編譯	120 元
22. 數學謎題入門	宋釗宜編譯	150 元
23. 數學謎題解析	宋釗宜編譯	150 元
24. 透視男女心理	林慶旺編譯	120 元
25. 少女情懷的自白	李桂蘭編譯	120 元
26. 由兄弟姊妹看命運	李玉瓊編譯	130 元
27. 趣味的科學魔術	林慶旺編譯	150 元
28. 趣味的心理實驗室	李燕玲編譯	150 元
29. 愛與性心理測驗	小毛驢編譯	130 元
30. 刑案推理解謎	小毛驢編譯	180 元
31. 偵探常識推理	小毛驢編譯	180 元
32. 偵探常識解謎	小毛驢編譯	130 元
33. 偵探推理遊戲	小毛驢編譯	180 元

34. 趣味的超魔術　廖玉山編著　150 元
35. 趣味的珍奇發明　柯素娥編著　150 元
36. 登山用具與技巧　陳瑞菊編著　150 元
37. 性的漫談　蘇燕謀編著　180 元
38. 無的漫談　蘇燕謀編著　180 元
39. 黑色漫談　蘇燕謀編著　180 元
40. 白色漫談　蘇燕謀編著　180 元

・健　康　天　地・大展編號 18

1. 壓力的預防與治療　柯素娥編譯　130 元
2. 超科學氣的魔力　柯素娥編譯　130 元
3. 尿療法治病的神奇　中尾良一著　130 元
4. 鐵證如山的尿療法奇蹟　廖玉山譯　120 元
5. 一日斷食健康法　葉慈容編譯　150 元
6. 胃部強健法　陳炳崑譯　120 元
7. 癌症早期檢查法　廖松濤譯　160 元
8. 老人痴呆症防止法　柯素娥編譯　170 元
9. 松葉汁健康飲料　陳麗芬編譯　150 元
10. 揉肚臍健康法　永井秋夫著　150 元
11. 過勞死、猝死的預防　卓秀貞編譯　130 元
12. 高血壓治療與飲食　藤山順豐著　180 元
13. 老人看護指南　柯素娥編譯　150 元
14. 美容外科淺談　楊啟宏著　150 元
15. 美容外科新境界　楊啟宏著　150 元
16. 鹽是天然的醫生　西英司郎著　140 元
17. 年輕十歲不是夢　梁瑞麟譯　200 元
18. 茶料理治百病　桑野和民著　180 元
20. 杜仲茶養顏減肥法　西田博著　170 元
21. 蜂膠驚人療效　瀨長良三郎著　180 元
22. 蜂膠治百病　瀨長良三郎著　180 元
23. 醫藥與生活　鄭炳全著　180 元
24. 鈣長生寶典　落合敏著　180 元
25. 大蒜長生寶典　木下繁太郎著　160 元
26. 居家自我健康檢查　石川恭三著　160 元
27. 永恆的健康人生　李秀鈴譯　200 元
28. 大豆卵磷脂長生寶典　劉雪卿譯　150 元
29. 芳香療法　梁艾琳譯　160 元
30. 醋長生寶典　柯素娥譯　180 元
31. 從星座透視健康　席拉・吉蒂斯著　180 元
32. 愉悅自在保健學　野本二士夫著　160 元
33. 裸睡健康法　丸山淳士等著　160 元
34. 糖尿病預防與治療　藤山順豐著　180 元
35. 維他命長生寶典　菅原明子著　180 元

36. 維他命 C 新效果	鐘文訓編	150 元
37. 手、腳病理按摩	堤芳朗著	160 元
38. AIDS 瞭解與預防	彼得塔歇爾著	180 元
39. 甲殼質殼聚糖健康法	沈永嘉譯	160 元
40. 神經痛預防與治療	木下真男著	160 元
41. 室內身體鍛鍊法	陳炳崑編著	160 元
42. 吃出健康藥膳	劉大器編著	180 元
43. 自我指壓術	蘇燕謀編著	160 元
44. 紅蘿蔔汁斷食療法	李玉瓊編著	150 元
45. 洗心術健康秘法	竺翠萍編譯	170 元
46. 枇杷葉健康療法	柯素娥編譯	180 元
47. 抗衰血癒	楊啟宏著	180 元
48. 與癌搏鬥記	逸見政孝著	180 元
49. 冬蟲夏草長生寶典	高橋義博著	170 元
50. 痔瘡・大腸疾病先端療法	宮島伸宜著	180 元
51. 膠布治癒頑固慢性病	加瀨建造著	180 元
52. 芝麻神奇健康法	小林貞作著	170 元
53. 香煙能防止癡呆？	高田明和著	180 元
54. 穀菜食治癌療法	佐藤成志著	180 元
55. 貼藥健康法	松原英多著	180 元
56. 克服癌症調和道呼吸法	帶津良一著	180 元
57. B 型肝炎預防與治療	野村喜重郎著	180 元
58. 青春永駐養生導引術	早島正雄著	180 元
59. 改變呼吸法創造健康	原久子著	180 元
60. 荷爾蒙平衡養生秘訣	出村博著	180 元
61. 水美肌健康法	井戶勝富著	170 元
62. 認識食物掌握健康	廖梅珠編著	170 元
63. 痛風劇痛消除法	鈴木吉彥著	180 元
64. 酸莖菌驚人療效	上田明彥著	180 元
65. 大豆卵磷脂治現代病	神津健一著	200 元
66. 時辰療法—危險時刻凌晨 4 時	呂建強等著	180 元
67. 自然治癒力提升法	帶津良一著	180 元
68. 巧妙的氣保健法	藤平墨子著	180 元
69. 治癒 C 型肝炎	熊田博光著	180 元
70. 肝臟病預防與治療	劉名揚編著	180 元
71. 腰痛平衡療法	荒井政信著	180 元
72. 根治多汗症、狐臭	稻葉益巳著	220 元
73. 40 歲以後的骨質疏鬆症	沈永嘉譯	180 元
74. 認識中藥	松下一成著	180 元
75. 認識氣的科學	佐佐木茂美著	180 元
76. 我戰勝了癌症	安田伸著	180 元
77. 斑點是身心的危險信號	中野進著	180 元
78. 艾波拉病毒大震撼	玉川重德著	180 元
79. 重新還我黑髮	桑名隆一郎著	180 元

80. 身體節律與健康	林博史著	180 元
81. 生薑治萬病	石原結實著	180 元
83. 木炭驚人的威力	大槻彰著	200 元
84. 認識活性氧	井土貴司著	180 元
85. 深海鮫治百病	廖玉山編著	180 元
86. 神奇的蜂王乳	井上丹治著	180 元
87. 卡拉 OK 健腦法	東潔著	180 元
88. 卡拉 OK 健康法	福田伴男著	180 元
89. 醫藥與生活	鄭炳全著	200 元
90. 洋蔥治百病	宮尾興平著	180 元
91. 年輕 10 歲快步健康法	石塚忠雄著	180 元
92. 石榴的驚人神效	岡本順子著	180 元
93. 飲料健康法	白鳥早奈英著	180 元
94. 健康棒體操	劉名揚編譯	180 元
95. 催眠健康法	蕭京凌編著	180 元
96. 鬱金（美王）治百病	水野修一著	180 元
97. 醫藥與生活	鄭炳全著	200 元

・實用女性學講座・大展編號 19

1. 解讀女性內心世界	島田一男著	150 元
2. 塑造成熟的女性	島田一男著	150 元
3. 女性整體裝扮學	黃靜香編著	180 元
4. 女性應對禮儀	黃靜香編著	180 元
5. 女性婚前必修	小野十傳著	200 元
6. 徹底瞭解女人	田口二州著	180 元
7. 拆穿女性謊言 88 招	島田一男著	200 元
8. 解讀女人心	島田一男著	200 元
9. 俘獲女性絕招	志賀貢著	200 元
10. 愛情的壓力解套	中村理英子著	200 元
11. 妳是人見人愛的女孩	廖松濤編著	200 元

・校園系列・大展編號 20

1. 讀書集中術	多湖輝著	180 元
2. 應考的訣竅	多湖輝著	150 元
3. 輕鬆讀書贏得聯考	多湖輝著	180 元
4. 讀書記憶秘訣	多湖輝著	180 元
5. 視力恢復！超速讀術	江錦雲譯	180 元
6. 讀書 36 計	黃柏松編著	180 元
7. 驚人的速讀術	鐘文訓編著	170 元
8. 學生課業輔導良方	多湖輝著	180 元
9. 超速讀超記憶法	廖松濤編著	180 元
10. 速算解題技巧	宋釗宜編著	200 元

11. 看圖學英文	陳炳崑編著	200 元
12. 讓孩子最喜歡數學	沈永嘉譯	180 元
13. 催眠記憶術	林碧清譯	180 元
14. 催眠速讀術	林碧清譯	180 元
15. 數學式思考學習法	劉淑錦譯	200 元
16. 考試憑要領	劉孝暉著	180 元
17. 事半功倍讀書法	王毅希著	200 元
18. 超金榜題名術	陳蒼杰譯	200 元
19. 靈活記憶術	林耀慶編著	180 元
20. 數學增強要領	江修楨編著	180 元
21. 使頭腦靈活的數學	逢澤明著	200 元
22. 難解數學破題	宋釗宜著	200 元

・實用心理學講座・大展編號 21

1. 拆穿欺騙伎倆	多湖輝著	140 元
2. 創造好構想	多湖輝著	140 元
3. 面對面心理術	多湖輝著	160 元
4. 偽裝心理術	多湖輝著	140 元
5. 透視人性弱點	多湖輝著	180 元
6. 自我表現術	多湖輝著	180 元
7. 不可思議的人性心理	多湖輝著	180 元
8. 催眠術入門	多湖輝著	150 元
9. 責罵部屬的藝術	多湖輝著	150 元
10. 精神力	多湖輝著	150 元
11. 厚黑說服術	多湖輝著	150 元
12. 集中力	多湖輝著	150 元
13. 構想力	多湖輝著	150 元
14. 深層心理術	多湖輝著	160 元
15. 深層語言術	多湖輝著	160 元
16. 深層說服術	多湖輝著	180 元
17. 掌握潛在心理	多湖輝著	160 元
18. 洞悉心理陷阱	多湖輝著	180 元
19. 解讀金錢心理	多湖輝著	180 元
20. 拆穿語言圈套	多湖輝著	180 元
21. 語言的內心玄機	多湖輝著	180 元
22. 積極力	多湖輝著	180 元

・超現實心靈講座・大展編號 22

1. 超意識覺醒法	詹蔚芬編譯	130 元
2. 護摩秘法與人生	劉名揚編譯	130 元
3. 秘法！超級仙術入門	陸明譯	150 元
4. 給地球人的訊息	柯素娥編著	150 元

5.	密教的神通力	劉名揚編著	130 元
6.	神秘奇妙的世界	平川陽一著	200 元
7.	地球文明的超革命	吳秋嬌譯	200 元
8.	力量石的秘密	吳秋嬌譯	180 元
9.	超能力的靈異世界	馬小莉譯	200 元
10.	逃離地球毀滅的命運	吳秋嬌譯	200 元
11.	宇宙與地球終結之謎	南山宏著	200 元
12.	驚世奇功揭秘	傅起鳳著	200 元
13.	啟發身心潛力心象訓練法	栗田昌裕著	180 元
14.	仙道術遁甲法	高藤聰一郎著	220 元
15.	神通力的秘密	中岡俊哉著	180 元
16.	仙人成仙術	高藤聰一郎著	200 元
17.	仙道符咒氣功法	高藤聰一郎著	220 元
18.	仙道風水術尋龍法	高藤聰一郎著	200 元
19.	仙道奇蹟超幻像	高藤聰一郎著	200 元
20.	仙道鍊金術房中法	高藤聰一郎著	200 元
21.	奇蹟超醫療治癒難病	深野一幸著	220 元
22.	揭開月球的神秘力量	超科學研究會	180 元
23.	西藏密教奧義	高藤聰一郎著	250 元
24.	改變你的夢術入門	高藤聰一郎著	250 元
25.	21 世紀拯救地球超技術	深野一幸著	250 元

·養　生　保　健· 大展編號 23

1.	醫療養生氣功	黃孝寬著	250 元
2.	中國氣功圖譜	余功保著	250 元
3.	少林醫療氣功精粹	井玉蘭著	250 元
4.	龍形實用氣功	吳大才等著	220 元
5.	魚戲增視強身氣功	宮　嬰著	220 元
6.	嚴新氣功	前新培金著	250 元
7.	道家玄牝氣功	張　章著	200 元
8.	仙家秘傳袪病功	李遠國著	160 元
9.	少林十大健身功	秦慶豐著	180 元
10.	中國自控氣功	張明武著	250 元
11.	醫療防癌氣功	黃孝寬著	250 元
12.	醫療強身氣功	黃孝寬著	250 元
13.	醫療點穴氣功	黃孝寬著	250 元
14.	中國八卦如意功	趙維漢著	180 元
15.	正宗馬禮堂養氣功	馬禮堂著	420 元
16.	秘傳道家筋經內丹功	王慶餘著	300 元
17.	三元開慧功	辛桂林著	250 元
18.	防癌治癌新氣功	郭　林著	180 元
19.	禪定與佛家氣功修煉	劉天君著	200 元
20.	顛倒之術	梅自強著	360 元

21.	簡明氣功辭典	吳家駿編	360 元
22.	八卦三合功	張全亮著	230 元
23.	朱砂掌健身養生功	楊永著	250 元
24.	抗老功	陳九鶴著	230 元
25.	意氣按穴排濁自療法	黃啟運編著	250 元
26.	陳式太極拳養生功	陳正雷著	200 元
27.	健身祛病小功法	王培生著	200 元
28.	張式太極混元功	張春銘著	250 元
29.	中國璇密功	羅琴編著	250 元
30.	中國少林禪密功	齊飛龍著	200 元
31.	郭林新氣功	郭林新氣功研究所	400 元
32.	太極 八卦之源與健身養生	鄭志鴻等著	280 元

·社會人智囊· 大展編號 24

1.	糾紛談判術	清水增三著	160 元
2.	創造關鍵術	淺野八郎著	150 元
3.	觀人術	淺野八郎著	200 元
4.	應急詭辯術	廖英迪編著	160 元
5.	天才家學習術	木原武一著	160 元
6.	貓型狗式鑑人術	淺野八郎著	180 元
7.	逆轉運掌握術	淺野八郎著	180 元
8.	人際圓融術	澀谷昌三著	160 元
9.	解讀人心術	淺野八郎著	180 元
10.	與上司水乳交融術	秋元隆司著	180 元
11.	男女心態定律	小田晉著	180 元
12.	幽默說話術	林振輝編著	200 元
13.	人能信賴幾分	淺野八郎著	180 元
14.	我一定能成功	李玉瓊譯	180 元
15.	獻給青年的嘉言	陳蒼杰譯	180 元
16.	知人、知面、知其心	林振輝編著	180 元
17.	塑造堅強的個性	坂上肇著	180 元
18.	為自己而活	佐藤綾子著	180 元
19.	未來十年與愉快生活有約	船井幸雄著	180 元
20.	超級銷售話術	杜秀卿譯	180 元
21.	感性培育術	黃靜香編著	180 元
22.	公司新鮮人的禮儀規範	蔡媛惠譯	180 元
23.	傑出職員鍛鍊術	佐佐木正著	180 元
24.	面談獲勝戰略	李芳黛譯	180 元
25.	金玉良言撼人心	森純大著	180 元
26.	男女幽默趣典	劉華亭編著	180 元
27.	機智說話術	劉華亭編著	180 元
28.	心理諮商室	柯素娥譯	180 元
29.	如何在公司崢嶸頭角	佐佐木正著	180 元

30.	機智應對術	李玉瓊編著	200 元
31.	克服低潮良方	坂野雄二著	180 元
32.	智慧型說話技巧	沈永嘉編著	180 元
33.	記憶力、集中力增進術	廖松濤編著	180 元
34.	女職員培育術	林慶旺編著	180 元
35.	自我介紹與社交禮儀	柯素娥編著	180 元
36.	積極生活創幸福	田中真澄著	180 元
37.	妙點子超構想	多湖輝著	180 元
38.	說 NO 的技巧	廖玉山編著	180 元
39.	一流說服力	李玉瓊編著	180 元
40.	般若心經成功哲學	陳鴻蘭編著	180 元
41.	訪問推銷術	黃靜香編著	180 元
42.	男性成功秘訣	陳蒼杰編著	180 元
43.	笑容、人際智商	宮川澄子著	180 元
44.	多湖輝的構想工作室	多湖輝著	200 元
45.	名人名語啟示錄	喬家楓著	180 元
46.	口才必勝術	黃柏松編著	220 元
47.	能言善道的說話秘訣	章智冠編著	180 元
48.	改變人心成為贏家	多湖輝著	200 元
49.	說服的ＩＱ	沈永嘉譯	200 元
50.	提升腦力超速讀術	齊藤英治著	200 元
51.	操控對手百戰百勝	多湖輝著	200 元
52.	面試成功戰略	柯素娥編著	200 元
53.	摸透男人心	劉華亭編著	180 元
54.	撼動人心優勢口才	龔伯牧編著	180 元
55.	如何使對方說 yes	程　羲編著	200 元
56.	小道理・美好生活	林政峰編著	180 元
57.	拿破崙智慧箴言	柯素娥編著	200 元
58.	解開第六感之謎	匠英一編著	200 元
59.	讀心術入門	王嘉成編著	180 元
60.	這趟人生怎麼走	李亦盛編著	200 元
61.	這趟人生無限好	李亦盛編著	200 元

・精 選 系 列・大展編號 25

1.	毛澤東與鄧小平	渡邊利夫等著	280 元
2.	中國大崩裂	江戶介雄著	180 元
3.	台灣・亞洲奇蹟	上村幸治著	220 元
4.	7-ELEVEN 高盈收策略	國友隆一著	180 元
5.	台灣獨立（新・中國日本戰爭一）	森詠著	200 元
6.	迷失中國的末路	江戶雄介著	220 元
7.	2000 年 5 月全世界毀滅	紫藤甲子男著	180 元
8.	失去鄧小平的中國	小島朋之著	220 元
9.	世界史爭議性異人傳	桐生操著	200 元

10. 淨化心靈享人生　松濤弘道著　220 元
11. 人生心情診斷　賴藤和寬著　220 元
12. 中美大決戰　檜山良昭著　220 元
13. 黃昏帝國美國　莊雯琳譯　220 元
14. 兩岸衝突（新・中國日本戰爭二）　森詠著　220 元
15. 封鎖台灣（新・中國日本戰爭三）　森詠著　220 元
16. 中國分裂（新・中國日本戰爭四）　森詠著　220 元
17. 由女變男的我　虎井正衛著　200 元
18. 佛學的安心立命　松濤弘道著　220 元
19. 世界喪禮大觀　松濤弘道著　280 元
20. 中國內戰（新・中國日本戰爭五）　森詠著　220 元
21. 台灣內亂（新・中國日本戰爭六）　森詠著　220 元
22. 琉球戰爭①（新・中國日本戰爭七）　森詠著　220 元
23. 琉球戰爭②（新・中國日本戰爭八）　森詠著　220 元
24. 台海戰爭（新・中國日本戰爭九）　森詠著　220 元
25. 美中開戰（新・中國日本戰爭十）　森詠著　220 元
26. 東海戰爭①（新・中國日本戰爭十一）森詠著　220 元
27. 東海戰爭②（新・中國日本戰爭十二）森詠著　220 元

・運　動　遊　戲・大展編號 26

1. 雙人運動　李玉瓊譯　160 元
2. 愉快的跳繩運動　廖玉山譯　180 元
3. 運動會項目精選　王佑京譯　150 元
4. 肋木運動　廖玉山譯　150 元
5. 測力運動　王佑宗譯　150 元
6. 游泳入門　唐桂萍編著　200 元
7. 帆板衝浪　王勝利譯　300 元
8. 蛙泳七日通　溫仲華編著　180 元
9. 中老年人游泳指導　溫仲華著　180 元
10. 爬泳(自由式)技術與練習　吳河海著　180 元
11. 仰泳技術與練習　吳河海著　180 元
12. 蝶泳技術與練習　吳河海著　180 元
20. 乒乓球發球與接發球　張良西著　200 元
21. 乒乓球雙打　李浩松著　180 元
22. 乒乓球削球　王蒲主編　220 元
23. 乒乓球打法與戰術　岳海鵬編著　220 元
24. 乒乓球步法的技巧　張博著

・休　閒　娛　樂・大展編號 27

1. 海水魚飼養法　田中智浩著　300 元
2. 金魚飼養法　曾雪玫譯　250 元
3. 熱門海水魚　毛利匡明著　480 元

國家圖書館出版品預行編目資料

艾草健康法 / 張汝明 編著；
－初版－臺北市 大展 ， 2003【民 92】
面 ； 21 公分 －（元氣系列；5）
ISBN 957-468-231-5（平裝）
1. 民俗醫藥 2. 艾草
418.992 92008961

艾草健康法

ISBN 957-468-231-5
編著者／張 汝 明
發行人／蔡 森 明
出版者／大展出版社有限公司
社　址／台北市北投區（石牌）致遠一路 2 段 12 巷 1 號
電　話／（02）28236031・28236033・28233123
傳　真／（02）28272069
郵政劃撥／01669551
網　址／www.dah-jaan.com.tw
E－mail／dah_jaan@pchome.com.tw
登記證／局版臺業字第 2171 號
承印者／國順文具印刷行
裝　訂／協億印製廠股份有限公司
排版者／千賓電腦打字有限公司
初版 1 刷／2003 年（民 92 年） 8 月

定價／180 元

大展好書　好書大展
品嘗好書　冠群可期

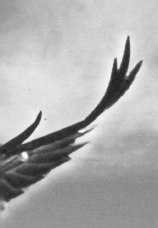

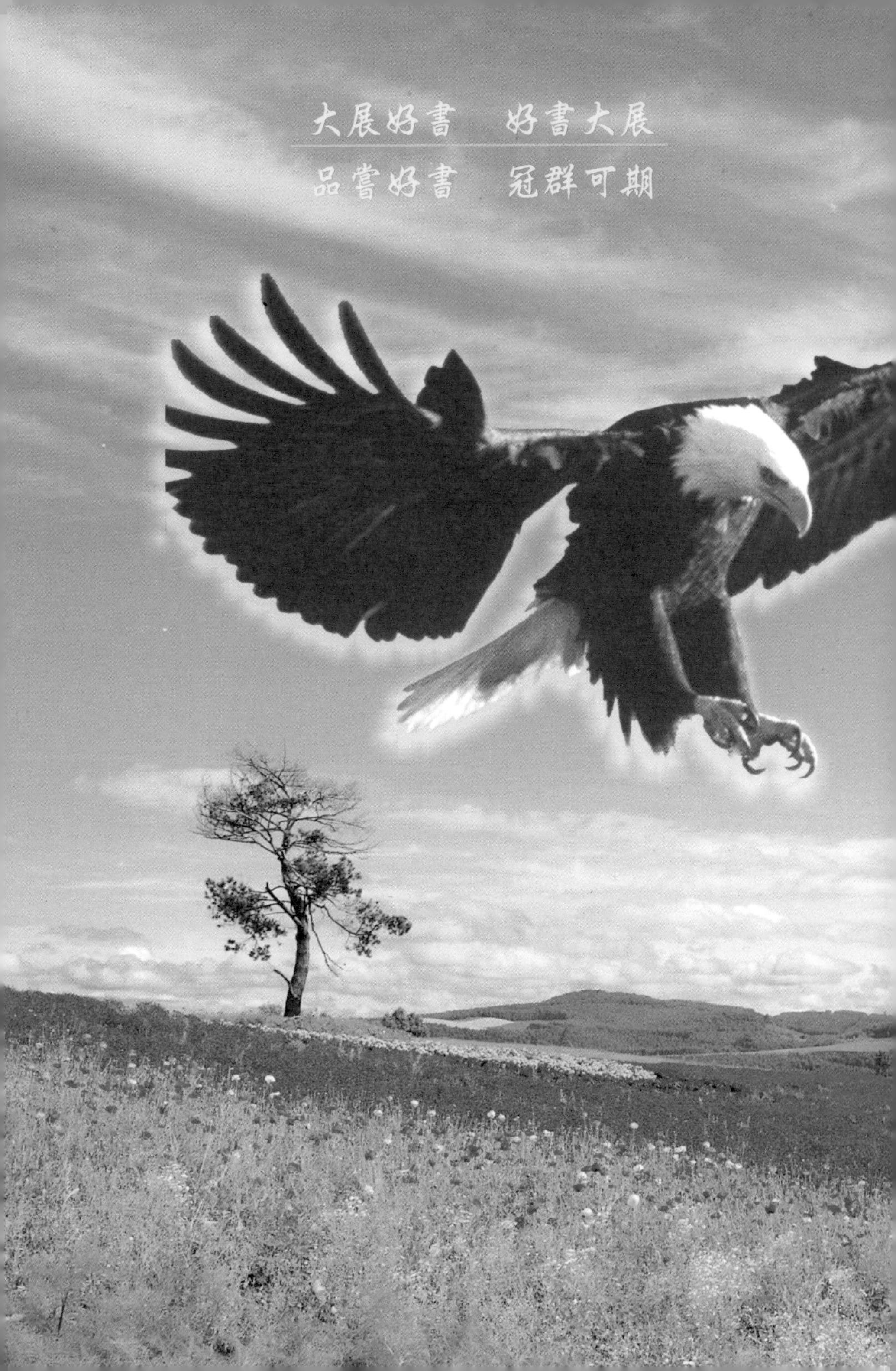
大展好書　好書大展
品嘗好書　冠群可期